U0344006

王平 著

吴醫之路

WUYI ZHI LU

苏州大学出版社
Soochow University Press

图书在版编目(CIP)数据

吴医之路 / 王平著. —苏州：苏州大学出版社，
2016.8
ISBN 978-7-5672-1805-5

Ⅰ.①吴… Ⅱ.①王… Ⅲ.①医院—管理—苏州市
Ⅳ.①R197.32

中国版本图书馆 CIP 数据核字(2016)第 189077 号

吴 医 之 路

王 平 著

责任编辑　刘一霖

———————————————————————

苏州大学出版社出版发行
(地址：苏州市十梓街 1 号　邮编：215006)
宜兴市盛世文化印刷有限公司印装
(地址：宜兴市万石镇南漕河滨路 58 号　邮编：214217)

———————————————————————

开本 700 mm×1 000 mm　1/16　印张 12.25　字数 238 千
2016 年 8 月第 1 版　2016 年 8 月第 1 次印刷
ISBN 978-7-5672-1805-5　定价：36.00 元

———————————————————————

苏州大学版图书若有印装错误,本社负责调换
苏州大学出版社营销部　电话：0512-65225020
苏州大学出版社网址　http://www.sudapress.com

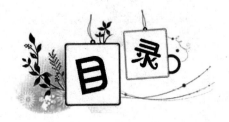

2012

2013

2014

2015

2016

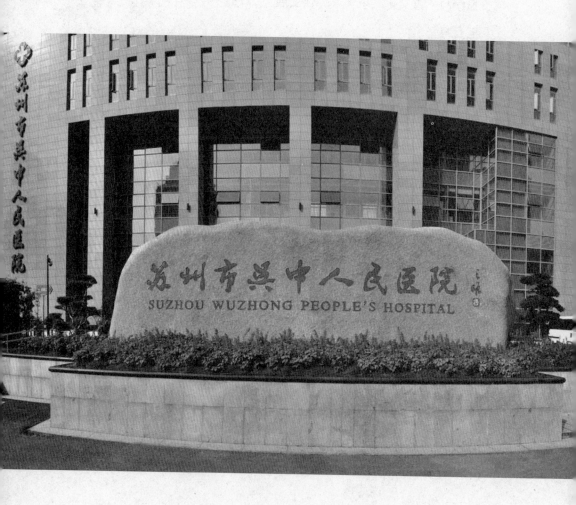

2012

凝心聚力　攻坚克难　努力开创医院工作新局面

加强学科建设　打造专科特色　创建一流医院

最美
　　——献给第一百个国际护士节和吴医全体护士姐妹

弘扬南丁格尔精神　打造优质护理品牌

强化管理培训　提升干部素养

建设先进的医院文化　打造医院核心竞争力

特鲁多医生的墓志铭
　　——触动我们心灵的医学格言

凝心聚力 攻坚克难
努力开创医院工作新局面

伴随着新年的喜庆气息，我们迎来了充满希望的 2012 年。值此新年来临之际，我以苏州市吴中人民医院新任院长身份，代表新一届领导班子，向全院干部职工致以最诚挚的问候和最衷心的祝福！

过去的一年，全院职工坚持"以病人为中心"的服务宗旨，肩负使命，不忘初心，克服困难，砥砺奋进，同心协力，和衷共济，竭力为吴中人民的身体健康保驾护航，高歌了一曲健康卫士的奉献之歌。

2012 年是"十二五"规划的第二年，也是实现深化医药卫生体制改革阶段目标的关键之年。长期以来，区委、区政府一直非常关心我院发展，投巨资为我们建造的新综合大楼即将启用，医院硬件设施及医疗环境将有极大改善。面对新形势和新机遇，吴医人要理清思路，坚定信心，以与时俱进、昂扬向上的精神风貌，深入贯彻落实科学发展观，紧紧围绕"以病人为中心"的服务宗旨，加强业务建设和医疗质量管理，全面深化优质护理服务，建设先进的医院文化，内强素质，外树形象，书写我院快速发展的新篇章。

2012 年，我们要重点抓好以下几方面的工作：

进一步解放思想，创新务实，结合吴医实际，加快吴医建设，从"守业"走向"二次创业"

当前医院发展面临重重困难，医疗技术不领先，医疗设备陈旧，业务收入低下，高层次人才紧缺，中层管理者不足，没有合理的人才梯队，没有市级重点专科，医院学术地位和医疗市场影响力还很有限，这些直接影响着医院的发展。面对困境，全院职工要树立"顾大局，谋长远，抓难点，求发展"的全局观念,树雄心、立壮志,努力改变医院发展模式,从过去的"守业"走向"二次创业",走质量效益型发展之路。我们要根据医院的实际情况,完善"十二五"规划,将近期规划与长远规划相结合,坚持公立医院的公益性,以人为本,强化医德,提升技能,创新技术,彰显社会责任,体现人文关怀。要主动寻求医院发展的新思路、新途径,深挖潜力,创造机遇,在狠抓学科建设的同时大力推进文化建设,加强同上级医院的合作,把医院做强做大,加快医院发展步伐,将"二次创业"落到实处。

树立成本观念,理顺机制,加强管理,注重细节,变粗放型管理为精细化管理

我们要立时代之潮头,发创新之先声,坚定不移地走改革发展之路,变粗放型管理为精细化管理。要进一步优化各项资源配置,强化院科二级负责制,牢固树立成本观念,在全院范围内实施全成本核算,从经营管理和医院战略的角度来考核成本、控制成本,细化绩效考核内容,开源节流,提高经济效益,打造节约型医院。要进一步改革、突出激励机制,最大限度发挥员工的工作潜能。要树立现代化医院管理理念,建立和完善法人治理结构,在自身不断努力的前提下,争取政府更多的支持。要大力推进信息化建设,打造数字化医院,实现管理科学化、信息化、规范化。要从方便患者、提升服务的角度考虑,注重服务细节,完善服务流程,畅通服务渠道,提升服务内涵,落实"医德好,质量好,服务好,群众满意"活动要求,实现"患者满意"这一终极目标。

强化学科建设,通过技术创新,不断提高医疗技术水平,打造特色专科

根据2011版"二甲"评审标准,结合我院实际,在大内科、大外科、妇产科、儿科、骨科等综合大科的基础上,我们一定要克服困难向前冲,尽早细分各二级专科。目前就要做好相应的前期准备工作,在医院搬入新综合大楼的过程中,内科争取分出呼吸内科、心血管内科、消化内科、神经内科、肿瘤内科、肾内科、内分泌科等二级专科,外科争取分出普通外科、微创外科、心胸外科、神经外科、泌尿外科、甲乳外科、肛肠外科等二级专科，妇产科争取分出妇科和产科两个二级专科，骨科争取分出骨科和手足外科两个二级专科，儿科争取分出儿科、小儿呼吸科和新生儿科三个二级专科，并要单设重症医学科，加强急诊科和医技科室建设，完善学科设置，优化科室布局，达到三级乙等医院的学科建设水平。各专科必须在提升技术、强化特色上花大力气，坚持高起点，注重技术创新，下狠功夫，尽早创建一批市级重点专科，实现市重点专科零的突破。

加强医院内涵建设，重视人才培养，提高核心竞争力

坚持管理创新，加强内涵建设，科学决策，制度化管理。坚持以人为本，培育一支创新型人才队伍。通过近些年的人才引进和培养，我们已经拥有了一支专业人才队伍。但是，面对激烈的市场竞争，我们的人才队伍还不够强大，拥有创新技术的顶级学科带头人还很少。接下来，我们一定要加大人才培养的力度，在重视学科带头人引进与培养的基础上，注重培养优秀中青年骨干，选派素质好的骨干人员去医学院相应专业攻读在职硕士、博士，选送主任级专业人才出国进修学习，对内增加凝聚力，对外增强吸引力，通过人才引进与培养，促进学科建设的全面发展。

进一步抓好医疗质量管理，完善医疗服务体系，保障医疗安全

医疗质量与医疗安全是医院工作的永恒主题，是医院工作的生命线，我们在任何时候，都要把加强医疗质量管理、保障医疗安全、完善医疗服务体系作为医院工作的头等大事来抓。通过加强制度建设、强化核心制度落实、推进临床路径、落实患者安全目标等措施，着力抓好此项系统工程。同时，我们要根据"二甲"专科设置要求，在细分各二级专科的同时，不断引进、开展新技术、新项目，进一步提升医院整体医疗技术水平和服务质量，使我院真正成为区域内"医德好，质量好，服务好，群众满意"的龙头医院。

坚持以人为本、以病人为中心的人性化护理,提升护理服务水平

俗话说"三分医疗,七分护理",护理工作要全面深化优质护理服务,优化护理模式,充实一线队伍,加强基础护理,落实床边责任制,突出"以病人为中心"的整体护理。严格执行规范性护理查房,通过制定标准对各科每月护理查房进行考评,不断提高护理人员的业务素质,规避医疗风险。从病人、护士及护士长涉及的各个角度、层面、方位进行全面护理质控,使护理质控更具"立体感"和"整体观"。从细小处下功夫,在细微处见精神,坚持以护理质量为主线,不断提升护理工作内涵,将满意服务升华为差异性感动服务,使病人在我院能够得到全程、全方位、超一流的优质护理服务。

加强教学科研工作,提升医务人员的教学科研水平,助推医院向前发展

教学与科研是创造优势学科、培养优秀人才的基础,对医院学科发展和人才梯队建设起到至关重要的作用。过去,我们对这方面的工作一直不够重视,从现在起,要高度重视教学与科研工作,加大对继续教育和科研经费的投入。计划通过办公室、科教科、医务科、护理部等职能部门与苏州大学、苏州卫生职业技术学院、相关三级医院建立较为密切的联系,争取每年举办数十次市级以上医学继续教育项目,开展十余项科研课题的研究,不断提高我院教学能力和科研创新能力。为此,我们于近期设立了科研奖励基金,出台了《关于在院内开展科研项目的奖励办法》,对创造社会效益和经济效益较大的科研成果进行重奖,对获得区级以上奖励的科研项目医院将给予同等金额的奖励,以此调动广大医务人员进行科学研究的积极性,促进我院科研事业的蓬勃发展。

加强医院文化建设,形成全院职工共同的核心价值观,精神文明工作花开别样红

医院文化是社会文化和精神文明建设的一个重要组成部分,是在社

会文化基础上发展形成的具有医院自身特征的一种群体文化，是文化与医疗活动相结合的产物。医院文化建设以发挥人的潜能为着眼点，以追求人和技术设备的最佳结合为中心环节，以实现医疗、教学、科研的共同发展，创造为患者提供人道主义人文关怀的医疗环境为目标。我院自建院以来，就非常重视文化建设，初创阶段就确立了"团结，开拓，奉献"的医院精神，目前又凝练了"服务必规范，质量是生命"的核心理念，以及医院的"医师精神""护士精神""志愿者口号"等，并创作了院歌《与红十字同行》。在今后的实际工作中，我们要进一步加强医院文化建设，强化医院文化功能，潜移默化地引导职工将个人的理想和目标与医院共同的信念和目标有机地结合在一起，形成一种共同的价值观和蓬勃向上的力量，为实现共同的既定目标而不懈努力。

"潮平两岸阔，风正一帆悬。"今天，我院的建设与发展已经站在了新的历史起点上，即将进入全面腾飞、跨越发展的新阶段。面对千帆竞渡、百舸争流的盛世良机，我们要以时不我待、只争朝夕的紧迫感、使命感和责任感，以科学发展观为统领，以新综合大楼搬迁和等级医院评审为契机，以全面开展"三好一满意"活动为载体，紧跟时代步伐，加强医院管理，强化服务意识，注重社会效益，凝心聚力，攻坚克难，团结一致，奋勇进取，努力开创医院工作新局面，实现医院发展的更大跨越。

（2012 年 1 月）

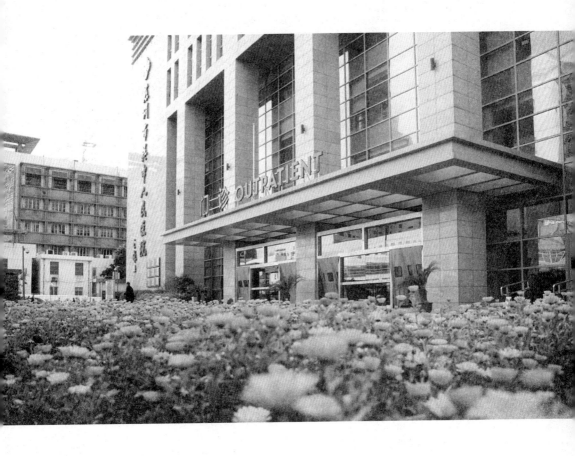

加强学科建设　打造专科特色
创建一流医院

苏州市吴中人民医院前身是吴县红十字医院,1987 年开始建院,1989 年开始试诊,1991 年正式对外开诊,1995 年通过江苏省卫生厅首批二级甲等医院评审,1996 年更名为吴县市第一人民医院,2001 年更名为苏州市吴中人民医院。医院经过二十多年的建设和发展,各项事业均取得了一定的进步,现已成为一所集医疗、教学、科研、预防、保健和急救于一体的综合性医院,江苏省住院医师规范化培训基地,扬州大学教学医院。

但是,成绩面前我们也要清醒地看到,当前医院发展与全区社会经济发展还不相适应,与人民群众日益增长的医疗需求还不相适应。要促进医院又快又好地发展,还存在一些亟待解决的困难和问题,其中做大业务、做强学科、人才培养和技术创新等方面的问题尤为突出。

我院地处苏州城区,周边三级医院林立,很多医院还在寻找机遇在附近开设分院,甚至从市区搬迁至我院附近(如苏州市中医医院),这无疑使原本就竞争激烈的医疗市场的竞争更趋激烈。加之我院改建和扩张较周边医院起步晚,原址改造期间由于种种限制,医院发展缓慢,整体实力目前已排在 1995 年同时被评为"二甲"医院的昆山、张家港、常熟、太仓和吴江等地同级别医院的末尾。近些年来,医院学科建设没有迈出实质性的步伐,科研能力薄弱,始终以大内科、大外科、妇产科、骨科和儿科的模式运行,缺少"二甲"复审所必需的二级专科,而且大学科的诊疗技术也不突出,没有市级重点专科,一些科室甚至连区级重点专科都不是,人才激励机制不健全,没有系统的人才引进与培养规划,缺乏在市内具有较大影响力的专业领军人才,人才队伍建设滞后。以上问题,严重制约了我院的发展。

当前,我院新综合大楼建设已接近尾声,内部装修工作正在紧锣密鼓地进行,年底有望能够启动搬迁工作,届时医院规模将成倍扩大,诊疗环境会有极大改善,新一批大型医疗设备将投入使用,为我们进一步提高医疗服务质量、加快学科建设和人才队伍建设、开展新技术新项目提供了广阔的空间。

作为特殊时期的吴医人,我们必须肩负起历史赋予我们的使命,借助医院硬件设施大幅度提升的契机,理清思路,找准目标,全力以赴,快速推进医院发展。为此,我们一定要抓住契机,突破障碍,坚持高起点、高标准、高水平、高效益原则,瞄准前沿目标,制订较为完善的学科建设和人才培养规划,细分专业学科,努力培育出具有全市领先水平的市级重点专科,开展一系列新技术、新项目,启动我院专科建设的步伐,并迅速步入"快车道"。

分科越来越细,专业化程度越来越高,内科技术外科化,外科技术无创化,医疗技术无痛化,新技术、新项目不断开展,是当前综合性医院的发展趋势。根据2011版"二甲"评审标准和医院发展规划,经过充分调研和院内外广泛征求意见,结合医疗市场需求和我院当前学科设置的实际情况,我院计划尽早从目前的临床大学科中细分出各二级专科,配备相应的技术力量和一定数量的床位,引进和培养学科带头人,加快发展步伐,打造专科特色,真正把学科建设作为医院建设与发展的核心任务来抓。

我院目前人才缺乏、技术落后、专科水平低下,似乎不具备推进专科化建设的条件,但是我们已经远远落后了,绝不能再等了,再等只有死路一条。因此,配合新综合大楼建设与即将启用,院领导班子已经统一了思想,有条件要细分专科,没有条件也要创造条件细分专科。以下是现阶段有关专科设置的具体规划:

大内科计划分为心血管内科、呼吸内科、消化内科、神经内科、肾脏内科、肿瘤内科、内分泌科七个二级专科;大外科计划分为普通外科、微创外科、心胸外科、神经外科、泌尿外科五个二级专科,普通外科下设肛肠、乳腺两个专病,力争在"十二五"末将两个专病建成两个二级专科;妇产科计划分为妇科、产科两个二级专科；骨科计划分为骨科、手足外科两个二级专科，骨科在创伤骨科的基础上再分出脊柱外科和关节外科两个学科组；儿科计划分为儿科、小儿呼吸科和新生儿科三个二级专科；独立设置重症医学科，加强急诊科和医技科室的学科建设，其他学科的设置也将根据医院发展的需要做相应调整。

在上述专科设置的基础上，我们必须全力推进市级重点专科建设，遵循"集中优势，培植重点"的原则，围绕"强势更强，特色更特"的目标，挖掘现有资源、科学规划、全力打造市级重点学科。根据当前各学科实际情况，结合各学科自身优势，经过广泛征求科主任和职能部门负责人意见，确定将消化内科、超声科、儿科、妇产科、麻醉科等作为争创市重点专科的优势科室，明确学科带头人，实行重点专科责任到人的目标责任制管理，优化内部资源配置，增加资金投入、人员添置和设备购置，加大与上级医院的学科合作，全力打造优势学科的核心竞争力，力争早出成果，早日创建成苏州市重点专科，实现学科建设零的突破。

为进一步提升医疗技术水平，打造我院技术特色，医院将力争创建多个"中心"，包括胃肠疾病诊疗中心、肺癌诊疗中心、乳腺疾病诊疗中心、产前筛查中心、碎石中心、职业健康监护中心、临床检验中心等。通过院院合作机制的运行，力争成为苏州大学教学医院。通过与苏州卫生职业技术学院的合作，快速提升护理队伍的水平。产科目前已与苏州市母子中心达成合作意向，争取尽早挂牌，尽早深化合作。

学科建设的根本和关键是人才。在新出台的《苏州市吴中人民医院深化公立医院改革意见》中，我们制订了"百名人才计划"，即"十二五"期间引进10名学科带头人，引进20名中、高级职称专业技术人员，招聘录用30名硕士以上学历临床医技人员，委托苏州大学培养10名在职硕士研究生，招聘录用30名本科以上学历护理专业人员，优化人才结构，打造素质优良、结构合理的人才梯队。重点培养和引进高层次的学科带头人及骨干人才，临床各专科都要有一名名副其实的学科带头人和2~3名骨干医生。通过学术交流、技术合作、特聘、兼职等方式柔性引进高层次人才。通过选送主任去国外进行中长期进修培训，培养学科领军人才。

　　一个结构合理的学科梯队由学科带头人、学术骨干及其他技术人员组成。作为学科带头人，必须是医德高尚、团结协作、技术精湛、在本专业领域有一定影响、能带动某一研究方向的学术和技术骨干。学科带头人是专科建设的脊梁，要能够把握学科的发展方向，制订学科建设规划，确定学科建设目标和重大科研项目，培养学科技术骨干队伍，疏通国内外学术交流和科技合作渠道，不断提升学科的学术地位。

　　目前，消化内科专家吴兵副院长正在积极开展一系列内镜下诊疗新技术，我院消化内科内镜下诊疗技术正在赶超市级先进水平；超声科吴桂花主任依托市立医院超声科专家邓学东教授，正在努力开展产前筛查技术和超声介入技术，超声科的学科水平得以快速提升。两位学科带头人对本专科的学科发展都有详细、切实可行的规划，将医疗、教学、科研三位一体同步推进，力争把各自的专科早日创建成我院首批苏州市重点专科，为医院的学科建设树立标杆。

　　学科建设促发展，豪情满怀绘蓝图。希望我院各二级专科学科带头人，特别是即将竞聘上任的新一批年轻专科主任，能够清醒地估计本专科的学术地位、学术水平以及与市内一流医院的差距，增强危机感、紧迫感和责任感，爱岗敬业，刻苦钻研，努力学习，大胆创新，为本学科的发展制定清晰明了、切实可行的近期和长远目标，充分发挥学科的团队合力和整体优势，积极开展新技术、新项目，在学科建设的舞台上尽情地施展才华，早日舞出一方绚丽的天地，为医院实现跨越式发展做出自己的贡献。

　　"山重水复疑无路，柳暗花明又一村。"而今，我们已经理清了思路，一手抓文化建设，一手抓学科建设，这就是我们"柳暗"中的"花明"。随着我院新综合大楼即将启用，一个全新的吴中人民医院很快就将闪亮登场。未来几年，我院全体职工将沿着学科建设与文化建设同步推进的精品发展之路，上下一致，齐心协力，把握机遇，真抓实干，建设一流学科，打造医院特色，努力将我院建设成苏州市南部区域管理一流、技术一流、人才一流、服务一流的现代化综合性医院。

（2012 年 3 月）

最 美

——献给第一百个国际护士节和吴医全体护士姐妹

是谁　提着神圣的油灯

把希望之光

带进暗淡的病房

是谁　携着暖人的春风

春风化雨

滋润了患者　久旱的心田

有人赞美妈妈

因为　母爱无价

有人诗吟蜡烛

因为它　燃烧自己

照亮别人

而我　只讴歌你

南丁格尔的传人

美丽的白衣天使

用不知疲倦的奔忙

让生命之树　常绿

最是那烛光的红艳

似冬日的太阳

不胜温暖

更有那轻盈的燕尾帽

像晶莹的雪莲花

深情地摇曳在　白色圣殿

手捧烛花　头戴燕尾帽

从那个灿烂的时刻起

你就成了白大褂的美丽情人

爱心　耐心

缀满了你飘逸的裙裾

细心　责任心

写满了你无悔的身影

急诊室里

你似挺立枝头的玉兰

幽幽清香

让健康的渴盼　盈满了希望

产房深处

你如生命伊始的彩虹

爱的缤纷

托起了一个个　新的奇迹

你忠诚如一　不辱使命

遵医德　守宗旨

勇敢地守护在

生命的前沿

你的温情眼眸

荡漾在黄昏黎明

你的轻柔脚步

带来曙光　驱走绝望

你以红霞的执着

绘制了人生　最美的坐标

你用天使的圣洁

赋予了护士　最丰厚的内涵

你的滴滴汗水

化作了生的希冀

你的超凡坚毅

谱写了生命　最美的乐章

美丽的提灯女神

引领你人生的脚步

你一身洁白

展示了人间　最美的风采

你是病人的知音

你是健康的使者

你是生命的卫士

你是吴中　最美的天使

（2012 年 5 月）

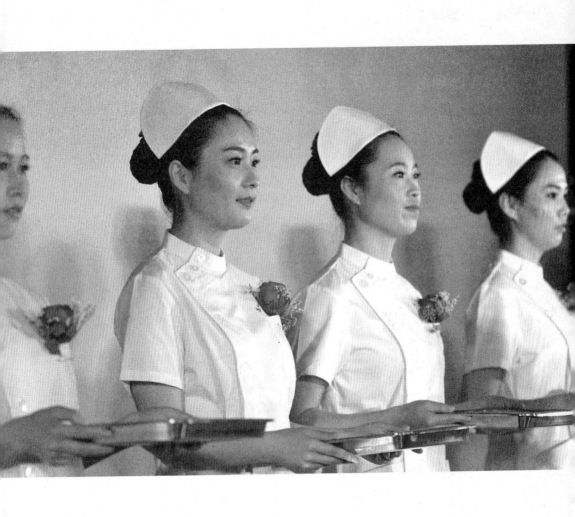

弘扬南丁格尔精神　打造优质护理品牌

苏州市吴中人民医院的护理队伍是一支恪尽职守、爱岗敬业、充满朝气、无私奉献的队伍。广大辛勤工作在临床第一线的护士姐妹,为保障患者健康,长期以来一直在默默奉献自己,在平凡的护理岗位上,忠诚地履行白衣天使的神圣职责。

面对我院新综合大楼即将搬迁启用的新机遇,护理服务向我们提出了更新、更高、更严的要求。为此,我院整个护理管理团队都要加强学习,更新观念,认真探索现代医院精细化护理管理新模式,强化护理基础管理,加大护理专科建设的力度,创新护理服务内涵,落实"以病人为中心"的责任制整体护理,将优质护理与创先争优、为民服务、"三好一满意"活动紧密结合,打造优质护理品牌,不断提升护理质量与服务水平。

深化护理服务,提高护士素质,启动"年轻护士素质提高行动方案"

近年来,我院年轻护士数量急剧增加,新护士临床培训任务十分繁重。为促进年轻护士思维能力、实践技能、人文素养的养成,激发年轻护士"勤学习、善思考、比技能、创一流"的工作热情,引导年轻护士运用专业知识指导临床工作,提高病情观察、操作技能和专科对症处理能力,我院启动了"年轻护士素质提高行动方案"。为此,护理部和各相关科室要切实做好方案实施计划,组织好年轻护士为期三年的"新手适应期、技能成熟期、临床轮转期"等三个阶段的培训。广大年轻护士要认真学习专业知识,刻苦训练"三基"技能,通过三年培训,全面提高自身综合素质,达到以下目标:① 熟悉医院工作制度,掌握科室工作流程;② 熟练掌握护理基本理论及操作技能;③ 掌握护患沟通技巧,提高护患沟通能力;④ 掌握各专科常见病、多发病的护理方法及专科护理操作技能。

以南丁格尔为榜样,践行"护士精神",全面深化优质护理服务

遵守护士职业道德,一切以患者为中心,用爱心、耐心、细心、责任心呵护生命,永葆白衣天使的圣洁——这是展示在每个病区走廊里的我院"护士精神",是"燃烧自己、照亮别人"的南丁格尔精神在我院护理岗位上的生动体现。2012 年 5 月 12 日,适逢国际护士节一百周年,在吴中区卫生局组织的纪念国际护士节一百周年文艺会演上,我院年轻医护人员的舞蹈《天使畅想曲》和全体护士长的诗朗诵《漫漫人生路 悠悠天使情》充分展示了我院白衣天使的风采。我们在开展一系列纪念活动的同时,要以南丁格尔为榜样,忠实地践行"护士精神",全面深化优质护理服务,把提升护理服务水平作为医院建设与发展的一项重要战略来抓,创新服务,优化流程,提升品质,铸造品牌,在实践中求完善,在完善中求绩效,循序渐进,不断提升,铸造我院优质、卓越的护理服务品牌。

倡扬"医院精神",强化"核心理念",将满意服务升华为感动服务

"团结,开拓,奉献"是我们的医院精神,"服务必规范,质量是生命"是我们的核心理念。面对深化优质护理服务、落实"三好一满意"活动取得阶段性成果的良好局面,我们要进一步倡扬医院精神,强化核心理念,树立人性化护理服务新观念,从细小处下功夫,在细微处见精神,将优质护理的满意服务升华为个性化的感动服务。护理部要定期组织全体护士认真学习护理操作规范、服务流程、文明用语、沟通技巧、礼仪规范等,提升护理服务的主动性,向患者主动介绍、主动宣传、主动沟通、主动答疑、主动服务……用心做好每一个细节,把握每一个环节,全方位关注患者的身心健康。各个护理单元都要推出至少一项个性化感动服务举措,用心做好注重人文关怀的责任制整体护理,通过"用心服务,用情呵护"的优质护理向患者提供人性化服务,用爱心诠释白衣天使的精神内涵。

以病人为中心，注重服务细节，在提升护理内涵上下功夫

一是要确立"三多式服务"宗旨，向患者多说几句话，为患者多跑几步路，为患者多动几下手；二是要畅通就医渠道，做到患者入院有人热心接待，住院有人专职管理，问题有人耐心解答，检查有人全程陪同，出院有人热情相送；三是做到"四个明白"，让患者明白诊断什么病，明白该做哪些检查，明白治疗方法，明白治疗费用；四是做到"五个放心"，即服务放心，检查放心，治疗放心，用药放心，收费放心；五是对患者"四多一少"，多一点解释，多一点关心，多一点笑容，多一点理解，少一点误会；六是出院倡导"六个一"：一句真诚的出院祝福，一份详细的住院费用清单，一张周全的出院指导建议书，一张留有电话号码的友情联系卡，一张个性化的健教处方，出院一周内打一个温馨的回访电话。通过注重细节的温馨服务，体现人性化的现代护理内涵。

加强护理质量监控，完善安全服务举措，不断提升护理服务质量

护理部要在广泛征求科室意见的基础上，不断修订、完善各项护理制度、工作流程和护理质量控制标准，加大落实、督促、检查的力度。以全面质量管理的 PDCA 循环来抓好"护理部—护士长—质控护士"三级质控管理，做到人人参与，层层管理，共同把关，确保质量。开好每月一次护士长例会，通过例会安排好重点工作，反馈护理质量检查情况，分析护理缺陷，提出持续改进措施。完善安全服务举措，规范服务行为，定期对全体护士进行护理安全培训，围绕如何有效落实患者安全目标进行分析，梳理不安全因素以及产生的原因，使广大护士认识到护理工作的风险性，增强自律性及依法护理的意识，从被动接受安全管理检查转变为自觉维护护理安全，从点滴做起，从细节做起，使各种潜在风险得到有效控制，不断提升护理服务质量。

改革护理模式，做"精"专科护理，促进专科护理水平不断提高

随着我院学科建设的不断深入，改革护理模式，做"精"专科护理，促

进专科护理水平不断提高,已显得日益重要。为此,护理部应根据我院二级学科分科设置情况,安排好专科护士学习、进修和培训工作,并根据工作性质、任务,成立相应的专科护理学组。2010 年,我院成立了静脉治疗护理学组,促进了 PICC 护理工作的规范化开展。今年 2 月,我院又成立了糖尿病护理学组,开展了一系列的主题活动,对促进我院糖尿病护理不断向专科化、规范化发展起到了很好的促进作用。护理部要在此基础上,再陆续成立其他相应的专科项目护理学组,通过专科护理水平的不断提高,促进我院学科建设的进程,为医院专科化建设提供有效的护理保障。

强化埋念,真情服务,不断提升患者满意度

深化优质护理服务,必须强化服务理念,创新服务模式,以患者的需求为己任,把"以病人为中心"的服务宗旨落到实处。在创新服务、人性化服务方面,我们有许多工作可做。例如,可通过在床头设置温馨提示卡,使患者在住院期间能时刻感受到温馨提醒,如空腹抽血、明日需做的检查项目、标本的采集、各种治疗的时间、特殊饮食禁忌、手术病人的术前准备和术后进食时间等,以此让患者清楚了解治疗护理情况,积极配合。在向患者做健康宣教时,要耐心地用通俗易懂的语言向患者讲解,使患者能够真正听懂、理解,并能按照护士的指导对自己的生活习惯、行为方式等进行有益的调整。当患者出院时,可提供床边出院服务,发放健康服务联系卡,开通来电咨询和回访电话。通过上述服务措施,让患者感受到护士的真诚服务,不断提升患者满意度。

"燃烧自己,照亮别人"是南丁格尔留给我们的宝贵精神财富。今天,我们大力弘扬南丁格尔精神,加强护理工作,创新护理服务,打造优质护理品牌,使我们的护理工作更加贴近患者、贴近社会,并以此带动优质护理服务不断深入。这是历史赋予我们的使命,也是我们职业的要求。虽然我们前进的道路上充满了坎坷,但岁月有痕,优质护理的动力无限。让我们用白衣天使奉献、敬业、奋进的行动,伴随着我院新一轮跨越式发展,以"团结,开拓,奉献"的精神,去迎接挑战,谱写优质护理服务的新篇章。

(2012 年 7 月)

强化管理培训　提升干部素养

　　没有忧患意识,是我们最大的忧患,所谓"生于忧患,死于安乐"。

　　今天,我们面临的是一个医疗市场细分、竞争日趋激烈的局面。我们如何提升医院管理水平,建立科学、规范的医院管理体系,让医院各方面的工作迅速步入高效有序的轨道? 我们如何让医院的医疗技术迅速提升,学科迅速发展,尽早创建市级重点专科,形成自己的技术品牌? 我们如何建设先进的医院文化,提升患者满意度,打造医院核心竞争力? 所有这些问题,都现实地摆在了我们面前。

　　医院要发展,创新是基础,行动是前提,技术是核心,文化是灵魂。要实现我们"二次创业"的目标,必须组建一支一流的医院管理团队,打造一流的医疗品牌,建设一套规范的医院质控体系和文化体系,最大限度地激发员工的工作热情和主人翁精神。

　　医院的领导层,是医院的决策层,而真正的医院管理者,其实是全院几十名中层干部。然而,他们几乎都是从临床岗位上选拔上来的,虽然临床医疗技术比较突出,但是管理理论知识掌握得很少,平时接受管理知识培训的机会也不多。提升他们的领导素养和管理水平,明确他们在医院管理中的角色定位,提升他们的执行力,打造和谐的管理团队,是我们创建一流医院的必由之路。

　　著名企业管理学教授沃伦·贝尼斯说:"管理人员培训是企业风险最小、收益最大的战略性投资。"为此,经院长办公会认真讨论,我院决定与中国医院管理学院友好合作,共同举办"苏州市吴中人民医院中层管理干部培训班",聘请国内一流的医院管理专家、教授为我院全体中层以上干部授课。这是我院历史上第一次全面、系统的中层干部管理培训活动,具有开先河的历史意义,期待能够通过经常开展这样的活动,来培养我院中层管理者的战略思维、全局观念、管理经营技巧和应变能力,提高中层管理者的管理水平和执行能力,构建一支高效、一流的中层管理团队。

2012年3月17日,"苏州市吴中人民医院中层管理干部培训班"正式开班,首次培训由南京市脑科医院医务处主任、南京医科大学教授刘三源先生主讲,所讲主题为"病历与法律零距离""医疗安全与风险防范"。为了既不影响科室正常工作,又能保证良好的培训效果,培训形式进行了创新,选在周末的时间到医院附近国家审计培训中心的中型会议室里集中培训一天,以利于学员安心听课,随时消化吸收,并将学习成果及时在临床医疗管理中转化应用。

4月14日,培训班举办了第二次培训,特邀南京医科大学教授刘虹先生主讲"医院中层管理干部的领导艺术与方法"。5月19日,培训班举办了第三次培训,特邀南京鼓楼医院副院长、南京大学医学院教授陈险峰先生主讲"新形势下的医院管理"。7月7日,培训班举办了第四次培训,特邀南开大学高端继续教育中心副主任孙涛教授主讲"树立全员服务、全员营销意识,形成特色,全面提升工作绩效"。8月11日,培训班举办了第五次培训,特邀南京医科大学医政学院院长姜柏生先生主讲"医疗事故防范和法律应对",南京医科大学医政学院教授李勇先生主讲"医疗刑事犯罪的理论与实践"。

我院首届中层管理干部培训班共分六次培训,现在已经完成了五次培训,第六次培训将在10月份进行。这六次培训,内容非常丰富,涉及医疗事故与法律应对、医院管理艺术、医疗质量管理、中层领导艺术与领导执行力、工作绩效提升和客户服务技巧等,涵盖了当代中层医院管理人才必须具备的综合素质的大部分内容。参加本次培训的全体中层干部都非常珍惜这次系统学习、提升管理能力的机会,有计划、有系统、有安排地认真学习现代医院管理理论与方法,学习医院管理知识,用理论来指导实践,用实践来检验理论,学有所得,学有所用。这次培训,对于提升能力、做一名合格称职的科主任、护士长来说,是非常重要的。

从医院发展的层面来看,切实提高中层干部的管理水平和执行力,在院部的统一部署下齐心协力、步调一致地开展工作,对于迅速提升医院综合实力意义重大。"没有任何借口"是美国西点军校建校二百多年来最重要的行为准则,是执行力的完美体现。如果我院中层管理者都能做到这样,那么我们的政令就会畅通无阻,各项工作就能得到落实,医疗服务质量就会不断提升,我们就可以打造出一支有令必行、有禁必止、无往而不胜的管理团队。

智者说:"不要埋首于远去的昨天,把握今天吧!"而今,我们即将搬入新综合大楼,"二次创业"的重任历史性地落在了我们这些人身上,全体中层干部一定要有紧迫感和使命感,重视管理能力提升,重视学科建设和文化建设,要有不进则退、退则无路的思想。今年的培训只是我院系统管理培训的一个开头,今后年年都将举办这样的活动,以此塑造中层管理者的品质,建立管理根基。希望全体中层干部珍惜院部创造的这个管理培训机会,把握当下,认真学习,不断提升,努力奋进,把学到的东西应用于工作中,将它化作行动的指南,不断提升自己各方面的素质和综合能力,争当一名符合新时代要求、合格的中层管理者。

(2012 年 9 月)

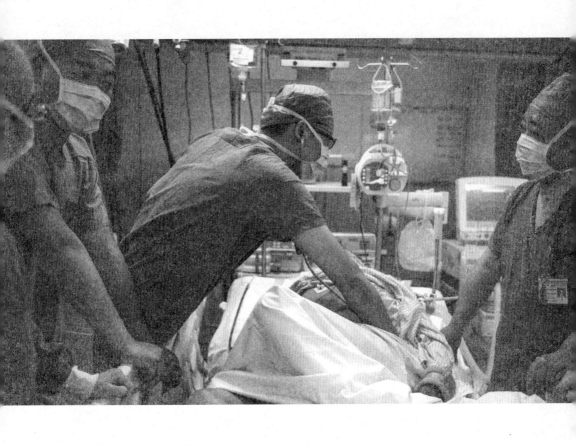

建设先进的医院文化
打造医院核心竞争力

　　近年来,受市场经济和医疗改革的影响,医院面临的竞争压力越来越大。医患关系的空前紧张,少数医务人员价值取向的偏差,也在一定程度上影响了医院的健康发展。在新形势下,加强医院文化建设已显得至关重要。医院文化建设不但是新医改的配套需要,同时也是提高医院管理水平的内涵需要。面对当前的复杂形势,只有认真借鉴国内外医院文化建设的最新理论和最新实践,结合医院实际情况,构建先进的医院文化,形成一种以人为本的服务理念和行为准则,创新服务模式,提升服务水平,增强凝聚力、感召力和约束力,才能使医院获得可持续的发展动力。

人人参与医院文化建设

　　医院文化是医院物质文明和精神文明的总和,形成于医院建立、经营、管理、发展的整个过程中,集中反映了医院职工的思想活动、心理状态、处事方式、行为准则、价值观念和精神面貌,是一种先进的文化意识和优秀传统。医院文化建设的核心是培养一种医院特有的向上精神,树立全院职工正确的价值观和人文精神,达成"一切为了病人,服务社会,院荣我荣,院衰我耻"的文化意识。实践证明,没有广大职工参与的医院文化建设只能是水中月、镜中花,唯有广泛发动群众,统一思想,激发每一位职工的爱岗敬业精神,才能真正发挥医院文化作为一种先进文化的积极作用。

　　我院作为一所二级甲等医院,近年来围绕医院文化建设,推出了一系列举措:确立医院核心文化内容,即"团结,开拓,奉献"的医院精神,"服务必规范,质量是生命"的核心理念,"救死扶伤,关爱无限"的品牌理念,

"成为名副其实的全区医疗服务中心,文化建设在全市领先"的医院愿景;成立医院文化建设委员会,制订年度"医院文化建设工作计划",负责医院文化建设的决策和实施,狠抓长效管理;定期开展院、科两级政治学习,组织职工进行医院文化建设专题讨论,增强大家的主人翁意识;树先进人物典型,广泛宣传、表彰好人好事,号召大家学先进、赶先进;开展"学习白求恩,敬业为人民"主题活动,发扬救死扶伤、无私奉献的精神;充分发挥领导干部、党员的先锋模范作用,不断激发职工的主观能动性。

通过以上系列活动,全院职工统一了思想,提升了服务意识,开创了思想教育以职工为中心、优质服务以病人为中心的良好局面。

落实"以病人为中心"的服务理念

医院性质决定了医院文化的重要一环是医院服务文化。由于医疗服务对象是人,对广大人民群众的健康负有重大责任,因此医院服务文化必须是"以病人为中心"的全方位服务,这就要求我们把病人的利益放在首位,提升服务意识,优化服务流程,扩大服务范围,提高服务质量。

为此,我们克服了医务人员编制不足的困难,各科均开设了无假日门诊,急诊科开设了夜间门诊,极大地方便了患者就医;在病员服务中心门诊一站式服务的基础上,加强对住院病人的服务,如加强健康宣教、解答病人疑问、取送各种标本、预约各种检查、协助办理各种手续、运送行走不便或年老体弱的病人进行各种检查和治疗、为住院病人联系护工等;进一步完善各项服务承诺,如各项常规医技检查在半小时内出结果;设立院长接待日;对出院病人在一周内进行回访;等等。

这些"以病人为中心"的服务措施,赢得了良好的社会反响,值得我们进一步总结、完善和推广。

加大人才培养和科技创新力度

不断提高医疗技术水平和医疗服务质量,必须注重医院科技文化建设,主要包括人才培养和科技创新两大方面。人才是医院最宝贵的财富,当前医院之间的竞争,主要集中在人才的竞争上。

吴中人民医院作为一所建院时间并不太长、医疗技术尚需进一步提高的二级甲等医院,一定要以前所未有的高度和发展的眼光来选拔、培养、引进医德高尚、医术精湛的优秀人才,关心他们,爱护他们,为他们搭建施展才华的平台,加大对他们的培养力度。同时,全面引入强有力的激励机制,强化学科建设,鼓励科技创新,加大奖励力度,营造出积极向上的学术氛围和良好的院风,全力打造学习型医院。

为此,我们每年都选派优秀医务人员外出进修,通过考核选送年轻医务人员去攻读本专业的在职研究生,把具有创新意识的科主任送到国外去参观学习,并在《健康报》上刊登招聘启事,向全国招聘优秀高级医学人才。我院《人才奖励基金管理办法》的出台,使我院人才培养和科技创新举措的进一步实施有了政策上的保证。

进一步完善和落实各项核心制度

我院自进行人事与分配制度改革以来,医院面貌大有改进,医疗服务质量明显提高,业务量上升,患者和广大职工从中得到了实惠。我们借着良好的势头,不断加强医院制度文化建设。结合医院实际,我们不断完善全院各科、各部门的相关工作制度、岗位职责、操作规范、诊疗标准等,建立了 38 个单病种临床路径,完善了考评体系,强化了约束机制,将医疗制度全面贯穿于整个医疗活动之中,并将执行情况纳入考核之中,奖罚分明,维护了制度的严肃性。

对于医疗核心制度的落实,我们不停留在形式上,而是贯穿于医疗工作的始终。医务科将医疗质量、医疗安全管理制度制作成册,下发到每一个科室,要求认真学习,并在医疗过程中必须认真执行。我们突出重点,加强环节质量管理,落实核心制度,切实保障医疗安全。实行首诊负责制是杜绝推诿病人的有效办法,门(急)诊各科室是实施首诊负责制的重要部门,我们予以重点监控。严格遵守医疗质量管理制度,重点强化交接班制度、三级医师查房制度、疑难重危病人讨论制度、会诊制度、术前讨论制度、交接班制度、技术准入制度,坚决杜绝违反医疗操作常规行为的发生。

我们明确了科室 QC 小组在医疗质量管理中的责任,科主任是医疗质量的第一监管人。我们不断强化病历书写基本规范与管理制度的落实,通过检查运行、出院、死亡病历,查找问题,进一步规范病历文书的书写。医院制度文化建设,对提高工作效率、保证医疗质量起到了巨大的推进作用。

抓好医院环境文化建设

优美的环境可以愉悦人的身心。目前我院新综合大楼正在最后的装修之中,老大楼的医疗用房紧张,空间狭小,医疗环境不尽如人意。面对这种局面,我们统一思想,创造条件积极改善医院的内、外部环境。一个良好的就医环境不但有利于病人康复,同时也有利于医院各项工作的开展。可以肯定,如果能将医院环境文化建设落到实处,在改善环境过程中处处体现人文关怀和人性化服务意识,必将给医患双方带来无尽好处。为此,我们统一布置了美观大方的导向性示意牌、方位图、友情提示,加大了卫生保洁的力度,消灭了脏、乱、差的卫生死角,加强了病区管理,营造出一个安静、舒适、温馨的诊室和病房环境,使各项医疗工作在医院新大楼建设的困难时期依然能够在有序的情况下正常开展起来。

医院文化建设尚包括许多其他内容,如医院意识文化、医院管理文化、医院物质文化等,所有这些我们都应该在临床医疗工作中加以培育。医院文化是医院的底蕴和灵魂,在一定程度上决定着医院的兴衰。建设先进的、高品位的医院文化,运用文化力量和文化方式对医院进行人本管理,将它当成一个内容广泛的系统工作来抓,不断改进,不断创新,全面提高医院职工的文化意识和文化品位,进一步提升医院的社会形象,必将给医院发展带来巨大的动力和后劲。让我们高举"关爱生命,奉献真情,追求卓越,厚德行医"的旗帜,一路高歌,一路奋进,让吴医的先进文化生生不息!

(2012 年 11 月)

特鲁多医生的墓志铭
——触动我们心灵的医学格言

一

在美国纽约东北部的撒拉纳克湖畔,静卧着一座不起眼的坟墓。近百年来,世界各地一批又一批的医生怀着朝圣之心来到这里,拜谒一位长眠于此的医学同行——爱德华·特鲁多医生(Edward Trudeau,1848—1915),在此寻找医学人文的踪迹,重温镌刻在他墓碑上的一则墓志铭:

To Cure Sometimes,

To Relieve Often,

To Comfort Always.

这则墓志铭译成中文,简洁而富有哲理:

有时,去治愈;

常常,去帮助;

总是,去安慰。

这是特鲁多医生的行医格言,是他几十年诊疗患者的一个职业总结。这则墓志铭,既道出了医学科学不完美的现实,又揭示了医疗服务的真谛和作为一名医生对患者应尽的人文关怀。简短的三句话,看似满含无奈,其实格外温情,从另一个角度对医学进行了诠释,展示了医学的真实面貌,表达了医学对生命的敬畏和对人性的尊重。

哪里有医学之爱,哪里就有人类之爱。这爱,不是抽象的,而是触手可及的、生动的、可感的爱。有时、常常、总是,像三个阶梯,一级级向上,一步步升华出三种为医的境界,其核心是对生命价值的珍爱和对人格尊严的呵护。面对病患,除了重视其生物属性外,还要重视其社会属性和情感属性。医生应该俯下身子去聆听患者的心声,感受其心灵的温度和脉搏的咏叹。理性和关怀是医学最重要的支撑,缺少了任何一个,医学都无法飞翔。

特鲁多说:"医学关注的是在病痛中挣扎、最需要精神关怀的人,医疗技术自身的功能是有限的,需要用沟通中体现的人文关怀去弥补。"事实上,医术固然重要,但许多时候却很有限,医疗之外,帮助与安慰病人应该成为医学的重要组成部分。在积极治疗的同时,与病人做心与心的沟通,给病人以帮助、鼓励和安慰,应该成为医生的日常行为。技术之外,医生应该用散发着暖暖体温的双手去安抚病人,用蕴满真爱的温情去关爱患者。安慰,是一剂精神的良药;安慰,是一种人性的传递;安慰,是一份医者的责任。

医学,除了是一份职业外,更是一项使命,一种人性光芒的传递。特鲁多医生的墓志铭,强调的正是医学的这一内涵。近些年来,这则墓志铭流传甚广,值得所有把医学当作使命并立志传递人性光芒的医生去诵读,去感悟,去继承,去践行。

二

特鲁多出身于纽约市的一个医药世家,20岁进入哥伦比亚大学医学院。当他还是个医学生的时候,就被确诊患了肺结核。当时,医学界对肺结核尚无有效的治疗手段,属于不治之症。1873年,25岁的特鲁多满含无奈与悲戚,只身来到荒凉的撒拉纳克湖畔,远离城市的喧嚣,静静地回忆自己短暂的生命历程,等待着死神的到来。

可是,年轻的生命,少得可怜的人生阅历,又有多少往事可以回味?静默得难以忍受了,便与大自然来一次亲密接触。于是,他或漫步在撒拉纳克湖边,或进入阿迪朗代克山区打猎。时光,就这样在不经意间,被一天天消磨掉。

一段日子过后,他惊奇地发现自己不但没有死掉,身体反而在日益好转,体力也有了很大的恢复。健康状况的好转,心情的愉悦,又激发出他的学习兴趣。很快,他就回到学校,顺利完成了自己的学业,并一步步获得了博士学位。

就这样，特鲁多开始了自己在城里的行医生涯。奇怪的是，每当他在城里住得久了，结核病就会复发。然而，一旦回到撒拉纳克湖畔生活一段时间，又会恢复体力和心情。1882年，特鲁多干脆全家迁居到撒拉纳克湖畔，并用朋友捐赠的资金，创建了美国第一家专门的结核病疗养院——阿迪朗代克村舍疗养院，通过在空气新鲜的自然环境里的静养、细致周到的照料以及辅助药物来治疗结核病。随后，他建立了美国第一个肺结核研究实验室，他的工作走在了美国结核病治疗和研究领域的前沿，成为知名结核病学专家。他对病人生理和心理上的许多人性化的照料方法，至今仍被沿用。

1915年，特鲁多终因结核病去世。他被葬在撒拉纳克湖畔，墓碑上刻着的这则墓志铭，就是他一辈子行医生涯的座右铭。

三

特鲁多医生的墓志铭，其实就是现代医学模式的直白表达，也是马斯洛理论的具体体现，字里行间蕴含了一种医者的情愫、职业的操守、理性的谦卑和人性的悲悯。其深深的人文情怀，触动着我们的心灵。

医学是人学，具有特殊的属性。医学的人文情怀集中体现在对患者的同情之心、怜悯之心和关爱之心上。从医生角度，特鲁多诠释了医学的内涵，治疗、帮助与安慰必须同步进行。人本位医疗，人性化服务，需要的不仅是药物与手术，还要有微笑与温馨、关爱与呵护，向病人传递亲人般的温情。作为一名医生，应该用心灵和人文去面对每一位患者，而并不仅仅依靠技术。从某种意义上讲，对于许多疑难杂症、慢性病、恶性肿瘤病患而言，帮助、安慰的意义更为重要。

有时，去治愈——道出了医学的局限性。医学的局限性就在于医学的特点是研究人类自身，而人类自身的未知数最多。医生需要丰富的科学知识和实践积累，但现代医学真正能够治愈的疾病还很少。这种局限，源自每个生命个体的复杂性和医生作为凡人的局限性，我们要客观、理性地看待医学和医生，不要把医学和医生想得无所不能。面对病魔，我们必须接受医学和医生不能治愈一切疾病的残酷现实，虽然医生已经竭尽全力。我们不能挽救每一个生命，但我们可以做到让病人有尊严、没有恐惧地离去。

常常，去帮助——强调了医生的职业态度。医生的职责是治病救人。我们虽然现阶段只有少得可怜的治疗手段，我们不能包治百病，但应该善待生命，把医学演绎成一种善良人性和友爱情感的表达。当我们在救治病人的时候，应该竭尽全力去关心病人，帮助病人，换位思考，牵挂生命，为病人解除身心的痛苦。向病人提供帮助，给病人以援助，是一个医生必须具备的最基本的素质。

总是，去安慰——这是一种人性的传递，体现了医学的人文情怀。医生必须懂得敬畏生命，这应该成为医德的底线。面对病人渴盼的眼神，特别是面对已无法治疗的疾病时，医生必须在病人面前裸露出人性的悲悯，展现出大医的情爱。当医生已不能对病人提供医学帮助时，安慰应该是最起码的作为。

医乃仁术，是一门以心灵温暖心灵的科学。虽然医生不能包治百病，但可以善待病人，善待生命。一个有良知和悲悯之心的医生，除了"有时，去治愈"外，对待病人要"常常，去帮助"，更要"总是，去安慰"，这恰恰是我们医生职业的闪光点，也是最能感动人心的地方。因为，除了疾病本身，患者在心理上的孤独无助也非常需要这种"帮助"和"安慰"。以人为本，以病人为中心，从来都是"医"之根本。一旦抽去了医学的人文性，医学的本质也就被彻底抛弃了。特鲁多医生的行医感悟，不能不说是对人类医学最伟大的贡献。

遥远的撒拉纳克湖畔的墓志铭，道出了医学人文的真谛。科学求"真"，人文讲"善"。医生作为一种职业，其核心应该是"人道"。医生不但是人类生命的工程师，更应是患者心灵的按摩师。让我们满怀同情与仁爱之心，用治疗、帮助、安慰的方式去呵护患者，用人文的情感去善待患者，使白色圣殿处处洋溢出人性的光辉和医学的温暖。

（2012 年 12 月）

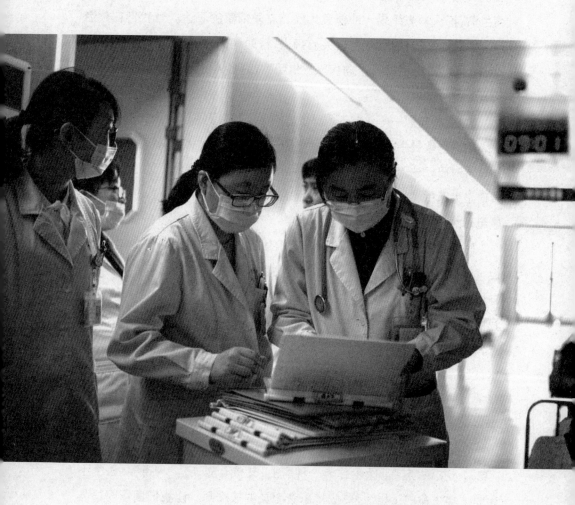

2013

心系患者　志存高远
追求卓越　坚定前行

满怀着奋斗与收获的喜悦,我们惜别了难以忘怀的 2012 年;满载着机遇与梦想的激动,我们迎来了盈满希望的 2013 年。

刚刚过去的一年,是我们抢抓机遇、殚精竭虑、求真务实、加快发展的一年,必将在医院发展史上留下浓墨重彩的一笔。一年来,我们面对历史欠账和种种不利的环境制约,牢记"顾大局,谋长远,抓难点,求发展"的工作思路,围绕年初的工作部署,调整发展模式,加快发展步伐,砥砺奋进,继往开来,善德精医,追求卓越,圆满完成了年初预定的任务和目标,医疗质量稳步提升,服务水平不断提高,二级专科按三级医院要求一个个独立设置,一批年轻骨干走上中层领导岗位,医院综合实力显著增强,取得了多项标志性成就,医院发展呈现出加速的势头。

基本建设取得巨大成果

建筑面积达 7.6 万平方米的新综合大楼已经落成,今年 5 月前将完成全面搬迁。配合新综合大楼搬迁和各二级专科设立,一大批先进的医疗仪器、设备也正在有序采购之中,医院硬件设施、诊疗环境即将有一个巨大的改变,院容院貌将焕然一新,医院规模将成倍扩大,为医院下一步快速发展奠定了良好的基础。

新大楼搬迁工作有序推进

在院部的统一部署下,各职能科室各司其职,各相关科室积极准备,在制订了周密的搬迁计划和完善的应急预案后,经过两次模拟运行和一次试运行,全院职工人人参与,个个出力,有序、平安、顺利地完成了新大楼部分科室的搬迁任务,余下的科室也将在今年5月之前完成搬迁,新大楼全面启用就在眼前。

党建工作和医院文化建设有机结合

"创先争优"和"三好一满意"活动全面深化,"纪念建党91周年红色之旅""方寸颂党史、喜迎十八大"等党建活动成效显著,江苏省首届"医德之星"花开我院(儿科高兰平主任荣获首届江苏省"医德之星"称号),"团结,开拓,奉献"的医院精神和"服务必规范,质量是生命"的核心理念深入人心。在2012年底的市、区两级民主测评中,我院得分均名列前茅。

学科建设有了重大突破

克服学科带头人不足和人手严重紧缺的困难,经过层层竞聘,选出了一批年轻的二级专科负责人,按计划对内科、外科、妇产科、儿科、骨科按三级乙等医院的标准分设各二级专科。大内科已分设心血管内科、呼吸内科、消化内科、神经内科、肾脏内科、肿瘤内科、内分泌科七个二级专科;大外科已分设普通外科、微创外科、心胸外科、神经外科、泌尿外科五个二级专科,普通外科下分设了肛肠、乳腺两个专病;妇产科已分设妇科、产科两个二级专科;骨科已分设骨科、手足外科两个二级专科;儿科已分设儿科、小儿呼吸科和新生儿科三个二级专科。

另外,重症医学科、急诊科、血液净化中心、内镜中心已经规范设置,胸部肿瘤诊疗中心、乳腺微创中心、碎石中心、临检中心、产前筛查中心的建设已进入实质性阶段,苏州市重点专科皮肤科的并入为我院学科建设注入了新的活力。

人才战略初战告捷

心胸外科、心内科、新生儿科从三级综合性医院引进的学科带头人李钟主任、徐云主任、张文英主任已在各自的学科建设中发挥积极作用;消化内科、急诊科、神经外科、妇产科、儿科、感染性疾病科等引进的一批骨干人才已相继到位;一大批2013届临床硕士和本科医生、护士签约我院,委托苏州大学培养的 11 名在职硕士、博士正在定期参加学习。我院人才队伍建设已走上良性发展的道路。

医疗服务质量稳步提升

医务科、护理部、感控科等职能部门强化管理职能，通过加强基础管理、落实环节质控、抓好终末质评、狠抓持续改进，使医疗服务质量呈现出稳步提升的良好势态，危重病人抢救成功率、三四级手术比例、新技术开展数量、病原微生物送检率、临床路径入组率等不断提高，临床用药渐趋合理，药占比开始下降。在卫生局年终检查中，我院医疗服务质量获得了一致好评。

人性化服务举措不断推出

从不符合病人需求的工作制度改起，优化服务流程，简化服务环节，落实服务承诺，改善就诊环境。门诊一站式服务中心服务举措的细化，方便门诊和夜门诊的开设，窗口文明用语与规范服务，导医温馨服务，志愿者爱心服务，床位护士责任制护理，等等，使服务更加温馨贴心。

业务建设实现新的突破

2012 年门、急诊量达到 43.1 万人次，比上一年度增长了 22.6%；出院人数达到 1.2 万人次，比上一年度增长了 21.7%；手术量达到 4375 台次，比上一年度增长了 32%；新生儿出生人数达到 3019 人，比上一年度增长了 32.7%；床位使用率达到 98%，比上一年度提高了 12%；医院各项业务收入首次突破了 2 亿元，比上一年度增长了 30%。

对外交流合作呈现良好局面

通过与苏州卫生职业技术学院合作，成功建成"苏州卫生职业技术学院附属医院"。通过与苏州市立医院合作，成功建成"苏州市立医院—吴中人民医院·母婴保健技术合作中心"。通过与苏州大学附一院心胸外科合作，成功建成"苏大附一院心胸外科吴中诊疗中心"。心血管内科、肿瘤内科、普通外科、泌尿外科、骨科、耳鼻喉科、口腔科等学科与苏大附一院相关科室的合作正在进一步深化之中。

过去的一年里，我院所取得的这些成就，源于全院职工凝聚力、向心力的进一步增强，源于全院职工坚持"以病人为中心"的服务宗旨，源于全院职工核心价值观的渐趋统一。我们每一分成绩的取得，都凝聚着全院职工的无限心血与辛勤汗水。

经略既张，宏图将举。2013年，我们将迎来全面搬入新综合大楼后医院快速发展的良好契机。千帆竞渡，挺立鳌头。新的一年，我们要进一步明确医院今后的发展思路，制定医院办院方针。为此，经过广泛征求意见和院长办公会最后讨论决定，我们将我院的办院方针确定为"文化建院，品牌立院，科教兴院，人才强院"这十六个字。

文化建院，就是要把先进文化建设作为医院的灵魂，升华核心价值观，用先进文化托举起神圣的医学职业精神；品牌立院，就是要用先进的技术和优质的服务品牌，赢得患者的信赖，对外树立良好的口碑；科教兴院，就是要医、教、研三位一体，通过加强科教工作，打造我院既有特色又有竞争力的重点专科；人才强院，就是对外要广揽人才，对内要加大人才培养的力度，通过加强人才队伍建设为医院的跨越式发展提供可持续的强大支撑。

"爆竹声中一岁除，春风送暖入屠苏。千门万户曈曈日，总把新桃换旧符。"站在新年的门槛上，我们要进一步解放思想，实事求是，与时俱进，求真务实，加大改革创新的力度，加强基础管理，强化内涵建设，注重服务质量，坚持公立医院的公益性，坚定不移地走"文化建院，品牌立院，科教兴院，人才强院"之路，心系患者，志存高远，追求卓越，坚定前行，努力做到"六个提升"——业务量提升、医疗质量提升、服务质量提升、科研水平提升、学科水平提升、群众满意度提升，讲医德，树新风，对患者更人文、更关怀，用爱心点燃激情，用激情续写发展，努力把我院打造成群众满意、职工满意、政府满意的人文医院。

（2013 年 1 月）

全力备战"二甲"复审
再铸医院发展华章

2013年新春，我们迎来了新综合大楼即将启用、医院发展即将步入快车道的良好契机，我们要进一步解放思想，求真务实，坚定不移地走"文化建院，品牌立院，科教兴院，人才强院"之路，努力做到"业务量提升，医疗质量提升，服务质量提升，科研水平提升，学科水平提升，群众满意度提升"，高分通过"二甲"复审，为医院进一步发展打下良好的基础。

"二甲"复审是今年各项工作的重中之重，可以说功在当前、利在长远。为此，我们把今年定位为"等级医院评审年"。说实在话，"二甲"复审其实早就该做了，但是由于种种原因，一直被我们以各种借口拖延至今。医院评级后，并不是终身制的，"二甲"复审就是通过对我院当前的医疗质量、服务水平、患者安全、医院管理等内容对照新标准进行重新评估，给我们以持续提高的动力。为此，我们必须勇敢地接受这次挑战，直面困难，奋力拼搏，确保高分通过"二甲"复审。

鉴于此，今天我想重点谈一下"二甲"复审这件事。首先，全院上下一定要高度重视这次复审，今天在座的全体中层干部，一定要在院部的统一部署下，以高度的责任心和使命感，勇敢地担起责任，要拓宽胸襟、涵养气象、勃发激情、追求卓越；要爱岗敬业、求真务实、无私奉献、为人师表；要精心谋划、认真准备、不等不靠、立即行动。

各位科室负责人一定要做好表率，组织全科人员仔细研读2012版《二级综合医院评审标准实施细则》（以下简称《细则》），真正理解标准，掌握标准，读懂读通，逐条对照，逐条落实，精心准备台账资料。同时，要认真查找不足，补差补缺，持续改进，不断提升，确保复审各项准备工作有序推进，保证自己科室"二甲"复审不失分或少失分，凡是通过努力可以做到的软性条款 1 分也不能失,坚决不拖整个医院的后腿。

我们知道,对医院进行等级评审,是国家卫生行政部门对医院实行监督管理、提高医疗质量、保障医疗安全并持续改进的最基本手段,也是医院寻求自身提高、可持续发展的必然要求。这次"二甲"复审对于我院来说,既是挑战又是机遇,是医院进一步提升、发展,今后向三级医院迈进所必须经历的一个过程,对医院、科室、个人来说,都是一次宝贵的自我完善、自我提高、自我升华的机会。

回想 1995 年,离我院正式开诊才四年,当时,我院全体职工就以高度的责任心和使命感,满怀信心,齐心协力,上下同心,夜以继日,加班加点做好迎接等级医院评审的各项准备工作,终于不辱使命,一次性通过了首轮等级医院评审,荣获"二甲"称号,创造了我院发展史上的一次辉煌。今天,包括我在内的在座的许多人,都是当年创建"二甲"的亲历者。回顾当时的情景,我们的内心依然激动不已。这段历史,是一段筚路蓝缕的创业史,是一段催人奋进的发展史,是一段引人向上的奋斗史,铸就了吴医人艰苦奋斗、不懈进取的坚强个性,成为我院院史上的一个耀眼亮点。

但是,我们也要清醒地认识到,由于种种原因,我院的发展在近十年中明显落后,无论是医疗技术、学科水平、服务质量、科研能力还是管理水平,与同级别的兄弟医院之间的差距都很大。在接下来迎检准备的半年时间里,我们会遇到许多问题,有许多艰巨的工作要做。从现在起我们就要对"二甲"复审实行迎检倒计时,珍惜复审准备阶段的每一天,夜以继日,全力以赴。

这次"二甲"复审,我和沙跃荣书记亲自挂帅,吴兵副院长具体负责,各位副院长各司其职。同时,各职能部门要明确职责,各科主任要承担本科室"二甲"复审的全部责任,向院部递交《"二甲"复审目标责任书》。院部下发的"二甲"复审各项制度、规定、倒计时迎检方案,大家一定要认真贯彻落实,对照《细则》,坚持安全、质量、服务、管理、绩效并重的原则,精读细读《细则》的每一项条款,把准备工作做精、做细。

"二甲"复审的评分标准是遵循 PDCA 循环原理制定的,它是全面质量管理所应遵循的科学程序。全面质量管理活动的全部过程,就是质量计划的制订和组织实现的过程。这个过程应该按照 PDCA 循环，不停顿地周而复始地运转。

PDCA 由英语单词 Plan（计划）、Do（执行）、Check（检查）和 Action（处理）的第一个字母组成，PDCA 循环就是按照这样的顺序进行质量管理，并且循环不止地进行下去、不断提升的科学程序。全面质量管理活动的运转与提升，离不开管理循环的转动，这就是说，改进与解决质量问题，提升技术水平，都应该实实在在地运用 PDCA 循环的科学程序。

因此，我们的医院管理和科室管理工作都应该按照 PDCA 循环原理来科学地开展，"二甲"复审准备也必须在 PDCA 循环原理的框架内进行，突出质量监管和持续改进的举措，以此不断提升，取得良好的成效。

在"二甲"复审准备和自评工作中，我们发现许多科室的管理还停留在有制度、能执行上，这在评分上只能达到刚刚合格的 C 等级，也就是只有管理循环的 PD。少数科室甚至没有制度或有制度但执行不到位，评分处于不合格的 D 等级，也就是只有管理循环的 P 或全无。这样的科室，基本上没有质量管理，医疗质量低下，医疗安全难以保证，如果再不整改，将危及病人的健康，非常可怕。

下一步我们必须高度重视质量监管与持续改进，科室 QC 小组活动一定要有序、高效地开展起来，科室质量管理工作要严格按照 PDCA 循环去实施，只有这样才能提高医疗服务质量，提升科室绩效，提高患者满意度，"二甲"复审评分才能由 C 至 B 再至 A，最终达到高分通过"二甲"复审的目标。

根据《细则》要求，"二甲"复审共有七大内容，包括医院功能任务、医院服务、患者安全、医疗质量安全管理与持续改进、护理管理与质量持续改进、医院管理、日常统计学评价。仔细研读上述七大内容，发现这些新标准的要求非常高，内容非常丰富，对医院管理体系的重视程度远远超过对医院本身医疗水平的评判，并对医院管理体系明确了大量的细化要求，整个医院的运作流程必须非常规范和完善，才能经得起这一轮复审。

在座的全体中层干部一定要深刻领会这七大内容的实质，精心准备，认真自查，邀请兄弟科室互查，认真对待职能科室的质量监控与指导意见，运用 PDCA 循环原理，在计划实施的过程中加强质控，加强管理，不断发现问题，持续改进提高，只有这样才能进一步强化科室内涵建设，提升科室管理水平，提升医疗服务质量，做好"二甲"复审的各项准备。

在"二甲"复审倒计时迎检准备过程中，全院上下要进一步统一思想，提高认识，精心组织，缜密实施，严肃纪律，强化责任，确保复审工作有序推进。其实，每一项复审内容的准备和检查都会给我们一次自我了解、自我评价、自我改进、自我提升、自我完善的机会，可以进一步改进我们的工作，提升我们的工作质量与工作效率，提升科室管理水平。

这次"二甲"复审时间紧、任务重，在座各位要以身作则，乐于奉献，用积极的心态、超凡的激情、百倍的信心和无私的奉献来认真准备，确保有足够的时间做好前期工作，坚持高标准、严要求，精心谋划，合理安排各项准备工作。

根据《细则》要求，我们需要制定、完善大量的规章制度、工作计划、质控标准，改进实施记录、工作总结、技术材料、病案资料等。这些任务，我们必须在两个月内予以完成。实际上，这些只是基础性工作，但只有做好了基础性工作，我们才能在接下来的时间里进一步丰富、完善，把准备工作做细、做实、做到位，否则就无从谈起。我们一定要以这次"二甲"复审为契机，全面提升医院管理能力、医疗质量和服务水平，高分通过最终的复审，真正达到"以评促建，提升内涵"的目的，为实现医院的跨越式发展打好基础。

"二甲"复审准备工作能否做好，最后能否高分通过复审，关键因素是人、是队伍，是我们在座各位承担管理职能的中层干部和你们所带领的团队。在座的每一个人都要燃烧激情，超越梦想，追求卓越，勇于承担，无私奉献，做好表率，科学管理，带好队伍，用自己的智慧和团队的力量来做好迎接"二甲"复审的各项准备工作，为我院高分通过"二甲"复审做出自己应有的贡献。

（2013 年 2 月）

绘就美好蓝图　实现跨越发展

在今天的吴中人民医院四届一次职工代表大会上,由我来做工作报告,报告的题目是《绘就美好蓝图　实现跨越发展》。

2013年,我们迎来了新综合大楼全面启用的黄金发展契机。我们要进一步落实科学发展观,认真学习和贯彻党的十八大精神,以公立医院改革为动力,坚定不移地走"文化建院,品牌立院,科教兴院,人才强院"之路,迎接挑战,乘势而上,使医院发展再上新台阶。

准确定位,明确发展方向

我院作为一所政府举办的综合性公立医院,要坚持公益性和社会效益原则,明确医院发展方向,寻找医院发展的最佳模式,走质量效益型的发展道路,大力推进学科建设、文化建设和人才队伍建设,以高分通过"二甲"复审、主要业务指标实现较大增长、医疗服务质量稳步提升为年度目标,以创建三级医院、实现跨越式发展为长远规划,努力建设成高品质的"二甲"医院。

强行推进,全面完成新综合大楼的启用工作

由于工程建设问题,新综合大楼中手术室、ICU等重点部门的工程建设一拖再拖,未能如期完成,严重影响了我院新综合大楼的搬迁工作和医院发展规划的实施。经过与城投公司和施工单位多次沟通、协谈,终于在今年3月中旬基本完成工程收尾工作,并在周密的准备下,于月底前完成了ICU、手术室和手术科室病区的搬迁。至此,新综合大楼启用工作全面完成。

精心备战，确保高分通过"二甲"复审

今年是我院的"等级医院评审年"，全院上下要以迎接"二甲"复审为契机，加强医院管理，注重内涵建设，狠抓医疗质量，打造优质服务。各职能部门要明确职责，各相关科室对于院部下发的"二甲"复审倒计时迎检方案要深刻领会，对照卫生部 2012 版《二级综合医院评审标准实施细则》，精心准备，运用 PDCA 管理循环原理，在计划实施的过程中，加强质控，加强管理，规范工作流程，完成"二甲"技术项目，完善台账资料，不断发现问题，持续改进、提高，确保最终高分通过"二甲"复审。

加强安全教育，强化内涵建设，深化优质护理，不断提升医疗服务质量

坚持一年一度的"医疗安全活动周"活动。今年 4 月上旬第五届"医疗安全活动周"的主题是"关注安全，关爱生命"，通过一系列讲座、培训、展览、竞赛等，进一步提升全院职工的安全意识、质量意识和服务意识，全面贯彻落实上级卫生行政部门对医疗安全管理的各项要求和规定，努力提高医疗质量，落实患者安全目标，保障医疗安全，彻底排查医疗安全隐患，建立我院医疗安全的长效机制。

进一步加强医疗核心制度的执行力度，落实针对重点病人管理的业务院长查房制度。各科 QC 小组必须定期、有效地开展质控活动，不断提高质控内涵。医务科、护理部、感控科等职能部门要定期进行首诊负责制、三级医师查房制度、病例讨论制度、危重病人管理制度、查对制度、医院感染管理制度、病历书写规范等核心制度执行情况的专项检查，通过加强检查、督导，不断提升医疗质量。

继续强化临床路径管理工作，规范医师的诊疗行为，提高医疗质量，控制医疗费用，保障患者安全。今年将在去年的基础上，提高各科临床路径病例的入组率。各相关科室要根据自身特点，遴选路径病种，制定路径表单。每个专科住院病人数最多的病例均应纳入临床路径管理，开展的总病种数要比去年增加一倍，特别要在入组率、变异、退出分析、定期总

结、持续改进等方面做好工作。

继续深化抗菌药物专项整治工作。今年，各临床科室的门诊、住院抗菌药物使用率必须在去年的基础上平均再降低10%，要加强对抗菌药物处方、医嘱的点评，加强对Ⅰ类切口使用抗菌药物的督查，落实好门诊严禁使用二联抗生素的规定，加强门诊输液率的控制。在深化抗菌药物专项整治的同时，严控药占比，推进合理用药。今年医务科已和各科室制定药占比目标，在原有基础上再降3个以上百分点，确保今年全院药占比控制在46%以下。

加强护理质量管理，紧紧围绕专科建设和优质护理服务，完善护理工作制度、护理服务流程、考核标准、监督机制，对2012年护理质控中反复发生的质量问题予以重点整改，不断提升护理服务品牌。加快专科护理的发展速度，在原"静脉治疗护理学组""糖尿病护理学组"的基础上，成立"伤口护理学组""导管护理学组"等专科护理学组。护理质量考评方式以现场查看为主，真实了解护士长管理能力及执行力，全面掌握各护理单元工作实际情况，及时发现工作中存在的不足，及时改进，不断提升护理服务水平。

继续深化学科建设，强化人才队伍建设，打造优势学科

必须高度重视适应学科发展、适应医学模式转变、适应病人需求的专科能力建设，在做好常见病、多发病的规范化诊疗工作的同时，积极开展"二甲"重点技术，选择有疾病来源而科室尚不能完全解决的问题，收进疑难杂症的病人请专家来把脉，虚心向专家讨教、学习，以此提升我们诊治疑难复杂疾病的能力，提升专科技术水平。

在学科建设过程中，要注重人才培养和团队综合实力的提高，对外广揽人才，对内加强人才培养的力度，充分发挥有专长人才的作用，搭建好个人发展的平台。做好"三基"培训，即住院医师规范化培训、专科医师培养、专科护士培养工作，选拔优秀的骨干人才到省内外进修、学习，选拔出色的学科带头人到国外深造，在医院层面组建高水平的人才梯队和学科梯队。

皮肤科要进一步做强、做大,认真做好市重点专科复评迎检工作。消化内科今年申报苏州市重点专科,要认真做好准备工作,确保在下半年的重点专科评审中脱颖而出,成为我院继皮肤科后又一个市级重点专科。妇产科、儿科、普外科、心内科等区重点专科要在这一轮专科建设中理清思路,明确方向,从团队精神、整体实力、医疗质量、科研教学等方面全面提升,形成专科特色。超声科要依托市立医院快速推进专科建设的步伐,向市重点专科靠拢。微创外科要在做好下消化道微创手术的同时积极开展上消化道微创手术;心胸外科要紧紧依托苏大附一院,大力开展三、四级手术;心血管内科要在 DSA 采购到位后,在区内率先开展心血管介入技术;妇科要做强腔镜技术,大力开展腹壁悬吊下腔镜技术;产科与新生儿科要进一步深化与市立医院的合作,努力打造苏州城南母婴保健的航空母舰。

信息先导,加快信息化建设,积极推行成本核算与绩效考核

医院信息网络构架现已基本完成,完成了东软 HIS 系统的切换,电子病历软件上线运用情况良好。接下来将重点实施 LIS 系统的升级和住院医师工作站、物资系统,进一步完善全成本核算系统和绩效考核系统,通过成本核算提高医院经营管理水平,降低医疗服务成本和病人经济负担。进一步完善考核评价体系,结合我院实际情况,采用基于 KPI(关键业绩指标)的 BSC(平衡计分卡)绩效考核方法,内容包括医院财务、病人满意度、上级要求及医院规定的各种客观考核指标、新技术及创新发展项目四个维度,通过绩效考核来奖优罚劣,突出激励机制,提升职工的积极性。

深化医德医风、廉政文化建设,提升医院文化,构建人文医院

在医院发展过程中,经过反复提炼,我们确立了医院文化的核心内容,医院核心价值体系初步形成。今年,我们将高标准地建设医院文化阵地,建好医院文化走廊;办好内、外网站,出好每一期院刊;开展丰富多彩的医院文化活动,使院歌、医院精神、核心理念等主旋律不仅挂在墙上、念在口中,而且记在心里、落实在行动上。在打造先进文化的同时,我们将

通过各种形式的宣传、引导和教育，将医院文化融汇于医院的各项工作之中，渗透于职工的言行之中，体现于群众的感受之中。要进一步深化医德医风、廉政文化建设，完善制度，加强宣传，加强医务人员的廉政教育和反腐教育，自觉遵守"三条禁令"，坚决严惩利用职务便利谋取不正当利益的行为。在全院范围内进一步深化"三好一满意"活动，开展"学习马海德，大爱献人民"主题医德教育活动，以病人为导向，注重人文关怀，不断提高群众满意度。

"踏浪碧海豪情在，又见东风卷潮来。"站在新的历史起点上，我们将以时不我待、只争朝夕的紧迫感、使命感和责任感，坚持"团结，开拓，奉献"的医院精神，以更加饱满的热情和更加务实的态度，按照医院"十二五"发展规划的部署与要求，投入到医院的"二次创业"中。让我们审时度势，抓住机遇，突出重点，扎实推进，绘就美好蓝图，实现医院发展的更大跨越。

（2013 年 4 月）

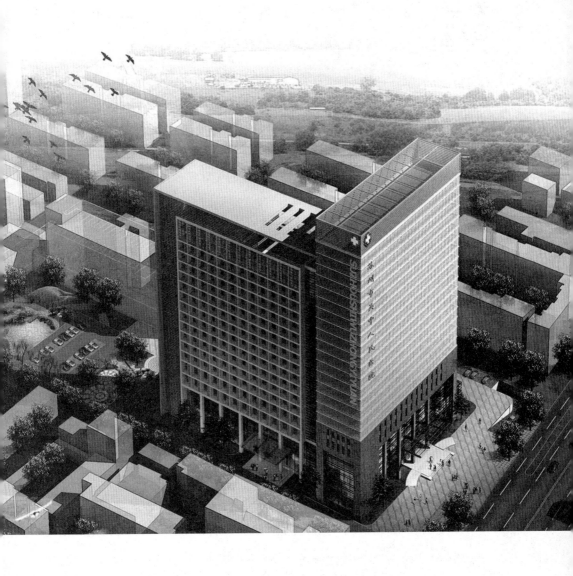

创一流业绩 创一流服务

—— 在新综合大楼启用典礼上的讲话

五月如花,五月如歌;五月如诗,五月如画。

在这浓情五月的初夏,苏州市吴中人民医院新综合大楼经过四年多的建设,顺利实现了搬迁启用。今天,我们在这里欢聚一堂,隆重举行新综合大楼启用典礼。借此机会,我谨代表医院全体干部职工,向长期以来给予医院关心和支持的区委、区政府、市卫生局、区卫生局、城投公司、社会各界和广大人民群众表示衷心的感谢!

苏州市吴中人民医院始建于 1987 年,1995 年通过江苏省卫生厅二级甲等医院的评审,经过 20 多年的建设和发展,现已成为一所集医疗、教学、科研、预防、保健和急救于一体的综合性医院。建院以来,全院职工牢记以"病人为中心"的服务宗旨,坚持"服务必规范,质量是生命"的核心理念,优化服务流程,不断提升医疗质量和服务水平,精医尚德,救死扶伤,为保障人民群众的健康做出了应有的贡献。"医者仁心"和"大医精诚"的理念在这里得到了最好的诠释。

吴中人民医院新综合大楼建设工程是区委、区政府的重点"民生工程"之一。今天,新综合大楼的全面启用是吴中区医疗卫生事业的一件大事,标志着吴中区的医疗事业又进入了一个崭新的发展阶段。5 月 12 日——这是一个激动人心的日子,也是一个载入吴中人民医院建设与发展史册的日子。新综合大楼的建成启用,将有效缓解医院床位长期紧张、门急诊拥挤的现状,必将有效缓解人民群众看病难的问题。

新综合大楼的设计和建筑,充分倾注了医院的人文理念。宽敞明亮的诊疗与住院环境、温馨舒适的人性化服务、方便快捷的现代化就医流程、精细化的医院管理、改变了传统的医疗服务模式,必将进一步提升我们的医疗质量与服务水平,更好地满足人民群众看病就医的需求,让老百姓享受到医疗卫生改革的成果,体验到区委、区政府对"民生工程"的高度重视。新综合大楼的建成和全面启用,必将成为吴中人民医院建设与发展史上的一座新的里程碑,将进一步提升医院服务社会的空间、层次和范围,为医院实现跨越式发展、更好地为民服务打下良好的基础。

吴中人民医院的建设与发展,离不开广大人民群众的支持与厚爱。为了回馈社会,我们组织了数名知名专家,于今天上午在这里举办大型义诊活动。用先进文化托举起神圣的医学职业精神,让医学回归人文,修医德、强医术、铸医魂,体恤患者,善德精医,护佑生命,造福大众,是我们吴医人永远的追求。

"长风破浪会有时,直挂云帆济沧海。"回眸过去,我们激情满怀;展望未来,我们信心百倍。借着医院新综合大楼全面启用的东风,我们有决心在区委、区政府和区卫生局的正确领导下,在全院职工的共同努力下,在医院建设与发展的新起点上,以医院积淀的文化底蕴为基础,进一步合理规划、科学布局,理清发展思路和功能定位,加强学科建设与文化建设,提升医疗质量与技术水平,创一流业绩,创一流服务,坚持"以病人为中心"的服务宗旨,努力建设一支思想素质过硬、业务水平一流的医疗技术队伍,竭诚为人民群众提供更好的医疗服务。

(2013 年 5 月)

齐心协力　不懈努力
打造高品质二级甲等医院

在这"六月荷花别样红"的日子里,我们迎来了各位专家对我院二级甲等医院复审工作进行初评调研。近年来,按照《二级综合医院评审标准(2012 年版)》要求,我们加强医院自身建设,持续改进医疗质量,改善医疗服务,切实履行社会职责和义务,努力打造高品质二级甲等医院。

医院基本概况及现状

苏州市吴中人民医院是一所集医疗、教学、科研、预防、保健、急救于一体的综合性医院,江苏省住院医师规范化培训基地,苏州职业卫生技术学院附属医院,扬州大学教学医院;医院占地面积 24758.8m²,建筑面积 91934.4m²,核定床位 580 张。

✚ 业务发展实现新突破

2012 年门急诊总人次、出院病人数、手术人次、业务收入都有较大幅度的增长,分别较 2011 年增长了 22.6%、21.7%、32%、30%。2013 年 1—4 月,门、急诊总人次达 20.5 万,出院病人数达 5141 人次,手术量达 1596 人次,总收入 3860 万元,分别较 2012 年同期增长了 46.6%、49.9%、32.4%、45.6%。

✚ 学科建设形成新构架

目前,我院皮肤科为苏州市重点专科,消化内科、心血管内科、普外科、骨科、儿科、五官科、妇产科为吴中区重点专科。经过去年二级专科的细化,内科系统、外科系统各已设立了 7 个二级专科,妇产科已分设妇科和产科,儿科已分设儿科、小儿呼吸科、新生儿科,开展了一大批高难度"二甲"技术和部分三级医院技术。

✚ 队伍建设推出新举措，人才强院搭建新舞台

始终坚持"人才强院"战略，加强外引内培，努力改善人才队伍结构的合理性。目前全院临床科主任具有高级职称的超过90%，医技科室主任具有高级职称的超过70%。从三级医院引进的3名学科带头人，在学科建设中发挥了积极作用。选派30余名专业骨干赴省内外三级医院和国外医疗机构学习深造。打破常规的一贯制人才任用模式，采取"低职高聘""高职低聘""竞争上岗"等方式，把合适的人才放在合适的岗位上，建起了激励人才成长的竞争机制。

✚ 质量管理推出新机制，制度建设形成新体制

健全完善质量管理组织体系。成立了吴中人民医院质量控制办公室，建立健全医疗质量与安全、院感、护理、输血、设备、药事等管理委员会。各职能科室职责清晰、目标明确，各管理委员会每季度召开质量管理会议，负责质量管理的组织领导和决策。质控办定期开展质控活动，持续改进医疗质量，由科主任、护士长、质控医生组成的QC小组负责科室医疗质量管理与提升。

优化质量评价考核体系。根据各级卫生行政部门制定和颁布的管理规范、诊疗指南和评价标准，探索多种形式的检查、评估和考核方法。加大环节质量检查力度，每季度对重点部门、关键环节展开检查，医务科、感控办、护理部等职能科室负责整改工作的督查和指导。每月召开科主任例会，每季度召开医疗质量管理会议，进行总结并及时通报科室进行整改，同时执行奖惩制度，将检查结果与科室、个人绩效、评先评优挂钩。

建立新的评价管理模式，加强科室交流，保障患者安全。随着电子病历上线，医院信息系统建设重点逐步向临床信息系统（CIS）方向发展，初步形成以电子病历（EMR）为核心的管理模式；结合医院发展及管理需要，完善并扩展HIS系统软件在医院的应用。2011年建立了病历点评制度，2012年建立了科主任例会制度，2013年实行重点病人上报制度。

进一步深化优质护理服务。2011年开始根据江苏省和苏州市"优质护理服务示范工程"活动方案内容，建立护士岗位责任制，推行责任制整体护理模式，制订详细的专科护士培训方案和培养计划，有计划地培养临

床所需的专科护士。对患者提供全面、全程、专业、人性化的护理服务,提高了患者满意度。2012 年推 A 类病区 5 个,2013 年推 A 类病区 7 个。

✚ 抓行风,促和谐,优服务,"文化建院"构建新形象

深入开展医药购销领域商业贿赂治理工作,对"三重一大"事项实行集体研究、集体决定。设立导诊导医、咨询服务、便民服务、方便门诊、预约服务为一体的门诊一站式服务中心,推出预约诊疗、分层挂号、弹性工作制、打印报告单、院内服务车、住院一卡通等多项惠民措施。弘扬医学人文精神,传播医院文化,"团结,开拓,奉献"的医院精神、"服务必规范,质量是生命"的核心理念、"一切以患者为中心"的医护精神已深入全院职工的心中。

凝心聚力、攻坚克难,努力打造高品质二级甲等医院

✚ 全员发动,人人参与

今年被定为"等级医院评审年",2 月份召开"二甲"复审动员大会,职能科室代表、科主任代表等先后上台做表态性发言。多次组织中层干部学习评审标准与细则,邀请市级专家来院解读评审标准及现场指导。为更好地推动创建工作,我院组织医院领导班子、中层干部以多层面、多批次、多种方式到创建成功的医院学习创建经验。通过医院内外网站、院刊等途径广泛深入地宣传发动,营造"人人知晓,人人参与"的创建氛围,让全院职工及关心我院的社会各界实时掌握创建进程和工作动态。

✚ 精心部署,扎实推进

成立了以院长为组长的创建领导小组和由各分管院长任工作组长的 5 个工作组,制订下发《吴中人民医院创建二级甲等医院实施方案》。制定了创建工作进度表,将创建工作分为五个阶段:宣传动员阶段、自查自纠阶段、自评摸底阶段、督导整改阶段、总结迎评阶段。同时将每个评审条款分解到院领导班子成员,由其领导职能科室整理完善材料。每周召开创建小组会议,通报工作进度,及时调整计划,高效推进。

✚ 规范管理,提升质量

加强医疗质量管理。进一步强化医疗质量与安全管理委员会、职能

科室、科室 QC 小组的三级质控网络建设,充分发挥各自在质量管理中的作用,确保医疗质量持续改进。

严格进行现场考核,促进整改。创建工作小组以条线为单位,以评审细则为依据,对各科室创建材料、技术病种病历、服务设施等内容逐项检查。对应急预案、核心制度、岗位职责通过医院和科室层面进行全员培训及演练,并考核到每个医务人员,做到人人过关。

规范"三合理"。落实合理检查、合理用药、合理治疗,以抗菌药物专项整治为抓手严格实行抗菌药物分级管理,对处方、医嘱进行点评,对违规使用的医生进行诫勉谈话,对用量第一的药品停止使用 2 个月。扩大临床路径病种数,规范医务人员诊疗行为,确保医疗质量与安全。

✚ 完善设施,优化服务

深入开展"三好一满意"活动。进一步深化"三好一满意"活动、"学习白求恩,敬业为人民"主题活动、创先争优活动、优质护理示范病区建设等。以群众满意为出发点和落脚点,切实提升医疗服务质量。加大先进典型的宣传力度,对每年评选出的星级护士、技术能手、医德标兵等人员进行表彰,并通过医院网站、院刊、卫生局网站进行宣传报道,极大地提升了医务人员的形象,传递了正能量。

大力发挥后勤保障作用。不断完善后勤管理,发挥保障作用,为临床各项工作安全顺利地开展提供了有力支撑。不断健全对重要医疗设备和供电、制冷、供暖、给排水、通信等基础设备的管理体制。成立呼叫中心,接受临床对后勤服务的求助,及时调度安排处理,在第一时间解决问题。加强岗位培训,提高应急处理能力,严格执行岗位责任制,确保设备设施完好和水、电、气的正常供给。

信息化建设为先导。信息化核心网络、服务器、存储设备一改以往存在单点故障的陈旧模式,实现了双机冗余,大大提升了网络数据的安全性。积极推进信息化软件建设,HIS 与电子病历软件的开发建设都通过公开招标方式确定了业界知名软件公司为合作伙伴,并顺利实施。根据等级医院复审的各项细化标准,办公 OA 系统、门户网站、成本核算、职业健康监护、防统方平台、"三基"考试平台、医学知识管理平台等各类系统软件在医院得到了广泛应用，各类规划中的软件升级项目安排得井然有序。

　　在等级医院创建过程中，我们不断加强自身建设，持续提升医疗服务质量，取得了一定的成效。但等级医院创建是一项艰巨复杂的系统工程，我们要持续不断地加强管理，不断提升医院内涵质量和综合实力，通过坚持不懈的努力，把吴医打造成高品质的二级甲等医院，直至创建成三级医院。

（2013 年 6 月）

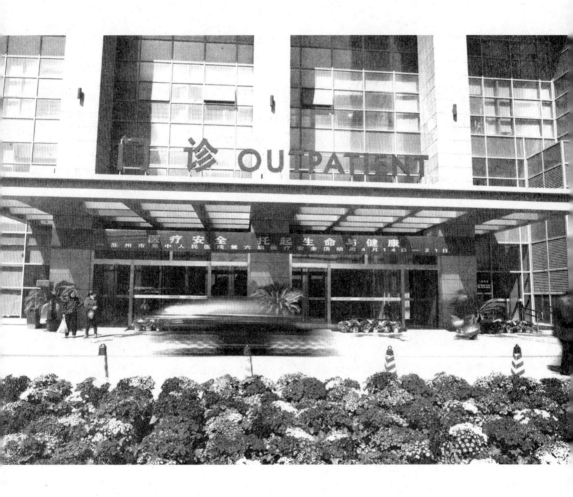

文化建院：让先进文化照亮白色圣殿

在百度搜索上输入"医院文化"之关键词，竟然跳出了1100万个搜索结果。随意点击一家稍有规模的医院网站，基本上都有关于文化建设的内容。确实，一家医院管理有方，在技术与服务上能赢得患者的肯定，在区域内拥有自己良好的口碑，其露出水面的冰山一角之下，一定有先进的文化内涵在做强大的支撑。医学，是人类文明中最为古老的职业之一，它所面对的是人，因此从诞生之日起，就被鲜明地打上了"人"的烙印。一名好医生，首先应该是一名人道主义者，并将医疗人性化，把病人的利益放在首位，关心病更关心人，为病人提供适宜和最佳的诊疗服务。医学只有秉持"以人为本"的宗旨，才能展露其本来的面目。在当今各种利益冲突不断、医患关系高度紧张的经济社会里，只有继承传统医学中"大医精诚"的医德观，以先进的医院文化为依托，加强医德医风建设，维护和弘扬医师职业精神，不断提高医务人员的职业素养，品德、品行、品位三品皆重，并将其内化于心、外化于形，才能全面提高医疗服务质量，提升群众满意度，医学才能回归其本意，真正成为造福于民的仁术。

我曾多次到北京王府井去造访协和医院，在这座充满了传奇，培养和造就了张孝骞、林巧稚等一代医学大师的白色圣殿里，聆听有关"协和三宝"（教授、病案、图书馆）的故事，感受协和"三基三严"（基础理论、基本知识、基本技能和严肃的态度、严格的要求、严密的方法）的优良传统，体会协和人的追求与奉献，寻访协和医院文化的精髓。"严谨，求精，勤奋，奉献"的协和精神，是协和医院文化的核心，具体体现在协和人身上就是科学严谨的作风、浓厚的人文传统与学术的包容性。协和医院正是在先进文化的引领下，凝聚了协和内部的各种力量，率领协和人向着以人为本、以病人为中心的目标一往无前，成为我国医疗界的一个标杆。

　　吴中人民医院作为一所二级甲等综合性医院,建院 20 多年来,在医疗、教学、科研等方面有了长足进步,在文化建设上也十分注重人文精神的积淀,以协和医院等文化建设典范为榜样,坚持高起点,不断完善医院文化建设管理组织与工作机制,科学谋划医院文化的内涵建设,明确公立医院为民惠民、服务大众的办医方向,坚持用先进文化教育人、塑造人、鼓舞人,用文化来凝聚人心,将医院文化渗透于各项工作之中,持续提升文化软实力,取得了一定的成绩。

　　而今,我院新综合大楼已全面启用,门急诊病人和住院病人数量急剧增加,各二级专科纷纷设立,服务规范与流程不断优化,医院建设与发展由此步入了快车道。面对大好形势,在加强学科建设、提升服务品质、打造医院特色的同时,我们汇聚全院智慧,审时度势,高屋建瓴,提出了"文化建院,品牌立院,科教兴院,人才强院"的十六字方针。为了沉甸甸的生命重托,我们将"文化建院"放在了十六字方针的首位。将文化建设作为医院的灵魂工程,升华核心价值观,培养良好的职业道德,强化医务人员的服务意识,造就一支高素质的员工队伍,不断提高医院的整体素质和核心竞争力,是当前医院工作最重要的内容之一。用先进文化托举起神圣的医学职业精神,让医学回归人文,修医德、强医术、铸医魂,体恤患者,善德精医,护佑生命,造福大众,是我们吴医人永远的追求。

　　其实,在新综合大楼的建设、搬迁和启用过程中,我们已经意识到全面塑造其文化内涵的重要性。按照实用、大气、明快的风格建造的医院新综合大楼,器宇轩昂地矗立在城区中心的东吴北路上,给人以蓬勃向上的气势;简洁明了、吴文化内涵丰厚的医院徽标,书法名家费之雄笔力道劲的院名题写,清晰、大方的标识标牌,体现了我院严谨、务实、便民、注重细节的作风;宽敞、整洁、舒适的就诊区域,美化、绿化、净化的医院外环境,使院容院貌焕然一新;红十字医院、附属医院、教学医院、合作中心、培训基地等一块块闪亮的铜牌,在阳光下生动地演绎着我们救死扶伤的不懈追求。

　　为进一步深化医院文化建设,形成能体现社会主义核心价值观的医学职业精神,强化全院职工的理想信念、行业共识和情感认同,寻找职业价值回归的突破口，经过反复提炼，我们确立了以病人为中心导向、根植于我院服务理念的医院文化核心内容，包括医院精神、核心理念、医师精神、护士精神、志愿者口号、医院愿景和医院院歌等多个方面。而今，"团结,开拓,奉献"的医院精神，"服务必规范,质量是生命"的核心理念，"一切以患者为中心"的医师、护士精神，"心手相连,关爱无限"的志愿者口号，"群众满意、职工满意、政府满意的人文医院"的医院愿景，院歌《与红十字同行》所倡导的"人道,博爱,奉献"的红十字精神，已经深入人心，成为引领医院健康发展的强大动力。

在医院文化建设中，我们高度重视质量文化与安全文化建设，把推进规范诊疗、管理临床路径、控制病种质量和落实患者安全目标作为推动医疗质量持续提高的重点项目，并将其作为医院工作的永恒主题来抓。每年四月，我们都要举办"医疗安全活动周"活动，通过一系列的讲座、培训、展览、竞赛等，不断提升全院职工的安全意识、质量意识和服务意识。在日常管理中，我们加强对医务人员的"三基"培训，加强住院医师规范化培训和专科护士培训，加强首诊负责制、三级医师查房制度、病例讨论制度、危重病人管理制度、查对制度、医疗安全不良事件上报制度、危急值报告制度、病历书写规范等医疗核心制度的执行力度，将质量与安全引入诊疗过程的每一个环节，使得医疗质量不断提升，患者安全目标得到落实。

根据"以病人为中心"的服务理念，我们努力转变医学模式，用"生物—心理—社会"的全人模式来指导我们的医疗服务，不断推出人性化举措，从不符合病人需求的工作制度改起，优化门诊布局结构，完善门诊管理制度，合理配置门诊资源，强化首诊负责制，公开医疗价格收费标准，落实便民措施，减少就医等待，改善患者就医体验，为医疗行为注入了更多的人性化元素。门诊一站式服务中心和住院服务中心一系列服务举措的细化，门诊候诊区域的设置，助残服务与热水供应，预检分诊和分层挂号、收费，方便门诊、夜门诊和急诊绿色通道的畅通，价格公示与窗口形象，文明用语与规范服务，预约诊疗与分时段服务，专家介绍与用药咨询，导医指引、住院护送与志愿者爱心服务，床位护士的责任制护理与爱心陪护，优质护理服务的不断深化,"三好一满意"活动的进一步深入,使我们的医疗服务更加温馨贴心。

本着"人文关怀,携手共战病魔"的宗旨,我们以预防保健科为职能主管部门,面向广大病友成立了"阳光"康复俱乐部,下设肿瘤康复、糖尿病康复、儿童哮喘康复、骨质疏松康复、银屑病康复等分部。俱乐部倡导"关怀与回馈社会",传播健康新理念,定期开展活动,使广大病友能紧跟疾病治疗的新进展,在我院专家的指导下,科学、有效地康复。俱乐部的成立,为医患以及病友架起了一座紧密联系的桥梁,让患者不再孤独,能时刻感受到来自医务人员、同病种病友方方面面的关心与温暖,使患者能进一步增强与疾病做斗争的信心,早日康复、复返社会。

为更好地为社区居民的健康服务,我院积极组织医学专家及由年轻医护人员组成的志愿者走进社区,开展健康教育、健康咨询、义诊等多种形式的公益性社会活动。专家们对社区居民提出的各类健康问题予以详细解答,对一些疑难杂症进行细致分析并提供治疗方案和建议。志愿者们现场发放健康宣传资料,指导社区居民培养科学、健康的生活方式,同时还提供义务测血压、测血糖等服务。这些无私的关爱,在点滴之间建立起了医院与社区居民之间的良好关系。我院还积极参加对边远地区的支医工作,至今已有 4 名医师到陕西榆林地区、西藏林周县支医。他们用精湛的医疗技术、丰富的临床经验和博爱的胸怀全心全意地为当地人民服务。他们这种舍小家、顾大家、大爱无疆、情牵边远地区的崇高精神,受到当地群众和全院职工的高度赞扬。

作为政府主导的公立医院,我们不断深化公立医院改革,坚持公立医院的公益性,始终把维护人民群众的健康权益放在首位,加强学科建设,提倡人文关怀,协调医患关系,优化质量,优化服务,铸就过硬的服务品牌。在为民服务、创先争优的过程中,我院涌现出了一大批崇尚医德、爱岗敬业、恪尽职守、无私奉献的先进人物。吴兵副院长被评为江苏省抗击"非典"工作先进个人,内科卢全兴主任荣获江苏省卫生行风先进个人和江苏省卫生系统创先争优优秀共产党员称号,门诊部护士长罗兰香获得"全国五一劳动奖章",儿科高兰平主任被评为江苏省首届"医德之星"……这些先进人物的先进事迹,是我院一笔宝贵的精神财富。如果只有空洞的说教,大家很难认同,但当目睹身边先进人物的无私奉献和崇高医德时,便会有所心动。心动了,就会有行动。而今,学习身边的先进人物,努力服务好患者,已经成为激励全院职工积极向上的强大精神动力。

最近,一位离休老干部对我院门诊一站式服务大加赞赏,高度评价门诊部护士、导医、志愿者的温馨、贴心服务,并用"带着感情在工作"来形容门诊部护士长黄惠芳的主动、热情、周到与负责。心血管内科一位住院患者因医治无效去世后,家属专程来到医院,在悲痛中向医务人员致以最真诚的感谢,高度赞赏卢全兴主任、徐云主任等医务人员高尚的医德医风,并说患者生前在住院期间,"只要心里想到医务人员,医务人员就会出现在他眼前,给予无微不至的关爱"……面对患者给予我们的厚重馈赠和最高褒奖,我们从心底升起的是欣慰、是感动、是动力。我们唯有把工作做得更好,让"医者仁心"和"大医精诚"的理念得到完美诠释,才无愧于人民群众对我们的期望。大医风范与大爱情怀,必将成为我院最美的风景。

在医院文化体系建设中,我们高度重视政治思想教育、素质教育与廉政教育,党建工作与医院文化建设有机结合。结合创先争优,我们开展了"学习白求恩,敬业为人民"主题活动。全院职工以白求恩为榜样,钻研技术,关爱患者,各科均推出了一些便民服务措施,以高超的技术救治病人,以高尚的医德塑造自己,以廉洁的医风感召社会。白求恩曾在《从医疗事业中清除私利》一文中指出:"让我们把盈利、私人经济利益从医疗事业中清除出去,使我们的职业因清除了贪得无厌的个人主义而变得纯洁起来,让我们把建筑在同胞们苦难之上的致富之道,看作一种耻辱。"作为救死扶伤的白衣战士,我们不能丢掉职业道德,必须坚持"三合理"诊疗原则,控制自我欲求,拒绝红包回扣,切实维护患者的权益,升华自己的人生境界。每年我院都有几十名医务人员主动退回病人的红包。而当患者经济困难时,我院医务人员又会慷慨解囊,送上一份份散发着暖暖体温的爱心捐款。

在皮肤病医院整合进我院后,我们在进一步做强做大皮肤科这个市重点专科的同时,挖掘出与我院皮肤科麻防工作结缘很深的新中国卫生事业的先驱马海德的感人素材,在院刊上用三个版面刊出《"感动中国"的大爱》一文,对马海德生平事迹进行专门介绍,号召全院职工向马海德学习,把大爱献给患者。在当今这个急功近利的社会里,"大爱"这个词已不可避免地受到了"趋利性"的冲击。在剧烈变迁的大环境下,我们应该怎样在医疗服务过程中唤起爱心、重塑爱心、升华爱心,正是今日公立医院改革时所必须面对的尖锐命题。马海德感动中国的大爱,深深震撼了全院职工的心,通过学习马海德主题活动,一股"大爱献人民"的暖流正在我院涌动,《学习马海德,大爱献人民》《有一种感动,源自奉献》《大医的足迹,我们追随的精神旗帜》等一篇篇真情流露的学习感悟,让我们看到了马海德的崇高品德和伟大精神正在我院医务人员的身上闪现。

在不断丰富医院内外网站宣传和开通苏州广播总台 FM965 生活广播网专栏的基础上,我们改版推出了双月刊的院刊《吴中医苑》,围绕医院中心工作,紧扣医疗、教学、科研、服务等最新进展,进行综合的宣传报道,生动展现我院广大医务人员的精神面貌和时代风采。在每期院刊上,都有一篇医学人文读物,或介绍大医风范,或倡扬医师职业素养,或重温医学人文情怀,成为院刊中医德教育的特色栏目。为给医院文化增光添彩,我们将文化活动融入了职工生活的方方面面。在上级卫生行政部门组织的各类文体活动中,我们认真准备,积极参与,用诗歌朗诵、大型舞蹈、精彩演讲、赛场英姿来展示我们的医院文化与天使风采。近年来,医院先后成立了邮文社、摄影社、篮球队、足球队、游泳俱乐部、单车俱乐部、天使艺术团等,特色鲜明的文体活动已呈常态化。

在医院文化建设过程中,我院领导班子统一思想,提高认识,把握医院文化建设中精神文化、行为文化和物质文化的三个层面,在培养职工正确的价值观、独立的人文思维和博爱精神的同时,强调对全院职工的关爱,注重员工激励,推出了一系列的人性化举措和阳光政策。我们认为,职工心情好、心态好,病人才会满意。从另一个角度看,职工应该是第一位的。如果医院只以患者为中心,不考虑甚至伤害职工的利益,实际上最终是害了患者,因为职工的不良情绪会直接作用于工作中,作用于服务对象身上。反之,如果医院把对职工的关爱落到实处,使职工心情愉快,职工就会释放出善意,发自内心地对患者好,从心底里爱自己的医院和自己的岗位。为此,我们在维护病人利益的同时也注重保障全院职工的权益,关心职工的工作、学习和生活,千方百计地提高职工的收入,对外广揽人才,对内加大人才培养的力度,注重盘活现有的人才资源,培养完整的人才梯队,不断提升内部实力。我们积极为职工个人发展搭建施展才华的平台,解决人才实际困难,形成促进人才脱颖而出、健康成长的良好机制,努力营造"尊重知识,尊重人才"的良好氛围,不断提升职工的满意度。

通过一系列的文化活动、有形无形的思想引导和愿景激励,而今,全院职工已逐步产生了作为吴医人的荣誉感和归属感,培养了良好的专业和人文素养,开始走向文化自觉和文化自信。医院文化作为一种精神、一种品牌、一种资源,为医院建设发展注入了生机和活力。杏林春来早,芳香满吴医。借着新综合大楼全面启用的东风,我们将在新的起点上高举"文化建院"的旗帜,积淀传承,培育作风,激扬精神,创新发展,依靠文化的力量和文化的魅力,促进医学科学与人文精神的结合,把文化的魅力转换为医院发展的动力、学科提升的推力、医患之间的合力,让先进文化如细雨润物般渗透到我们的血液之中,净化我们的灵魂,美化我们的心身,以文化大繁荣推进医院更快、更高、更好地发展,使我们对患者更人文、更关爱,使我们的医疗服务更温馨、更贴心,让先进文化照亮吴医这座白色圣殿。

(2013 年 9 月)

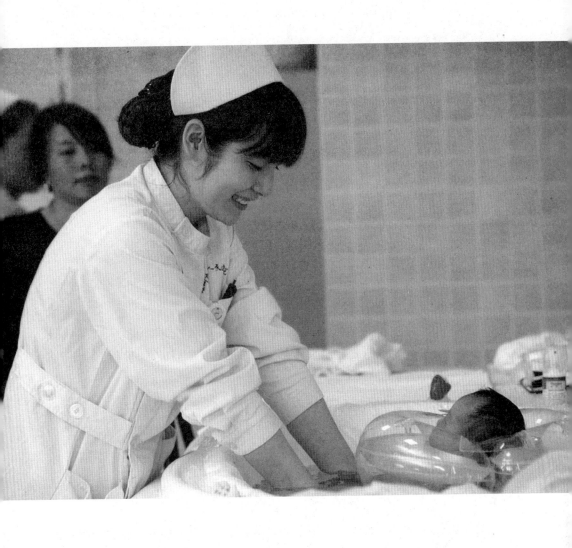

与红十字同行

　　我们珍爱生命,我们崇尚健康,我们是吴中的健康卫士,我们是自豪的白衣天使。三千年古吴文明源远流长,六十年继往开来放飞希望。南丁格尔精神架起梦想的桥梁,救死扶伤天职托起纷飞的翅膀。让真诚的关爱融进病人的心房,让深情的祝福演绎完美的篇章。啊,我们与红十字一路同行,为明天创造新的辉煌。

　　我们珍爱生命,我们崇尚健康,我们是吴中的健康卫士,我们是自豪的白衣天使。抗非典我们携手奋战恶狼,防甲流我们并肩扬帆远航。口罩里的春天孕育心灵的芬芳,白大褂的神圣承载德行的高尚。让盎然春意带去我们爱的暖流,让无悔誓言印在青春的史册上。啊,我们与红十字一路同行,为明天创造新的辉煌。

　　　　　　　　　——苏州市吴中人民医院院歌《与红十字同行》

　　苏州市吴中人民医院又名吴中区红十字医院,前身是吴县红十字医院,无论是撤县设市,抑或撤市设区,红十字的冠名始终没有改变过。我们珍惜红十字这个称呼,我们热爱红十字这个图案,我们与红十字一路同行,因为我们从事的职业——医学,是一项站在生命的前沿,救死扶伤、解除病痛的事业。这是一项红色的事业,是红十字的颜色,是生命原动力的颜色,是爱心的颜色,宛如火红的太阳一样,把人道主义仁爱与善良的光芒播撒到世界的每一个角落。红十字图案的底色是白色,那是白大褂与燕尾帽的颜色,是白色圣殿的颜色,是白衣天使纯洁与庄严的象征,蕴满了救死扶伤的责任,写满了呵护生命的誓言。

　　苏州市吴中人民医院始建于 1987 年。20 多年来，全院职工高举"团结，开拓，奉献"的旗帜，坚持"一切以患者为中心的"医护精神和"服务必规范，质量是生命"的核心理念，以创建"群众满意、职工满意、政府满意的人文医院"为愿景，医德为先，病人至上，携手人道，无私奉献，医疗技术和服务水平不断提升，赢得了患者的信任，取得了良好的社会效益。我们汇聚在红十字的旗帜下，坚持"人道，博爱，奉献"的红十字精神，以人为本，救死扶伤，心系患者，呵护生命，竭力为人民群众的身体健康保驾护航，在开展医疗救治、救灾救护、母婴阳光工程、两癌筛查、社区服务、对口支援、健康教育、预防保健、志愿者活动、卫生救护知识普及、献血捐遗工作、弘扬红十字精神、宣传红十字事业等方面做了大量的工作。

　　一曲《与红十字同行》，唱出了吴医人"珍爱生命，崇尚健康，救死扶伤，青春无悔"的人文情怀和"人道，博爱，奉献"的无私追求。守望心灵，大爱无疆；救死扶伤，情满吴医。在红十字飘扬的旗帜下，我们爱岗敬业，无私奉献，用爱心绘就生命的彩虹；我们救死扶伤，呵护健康，用医术书写生命的奇迹。我们以洁白的天使形象和精湛的医疗技术，把缕缕真情镶嵌于患者的心田。诊室里认真细致的问诊，病床前无微不至的关怀，ICU 紧张有序的救治，手术台上准确到位的切开，产房里新生命的第一声啼哭，医务人员额头滴下的点点汗水……这一切，每天都在演绎着感人的华章。

　　鲜艳的红十字，红得那么纯、那么真，那是爱的奉献，善的化身，道德的升腾，人文的关怀。美丽的红十字，美得如此情深，那是天使的责任，情同至亲，爱心奉献，服务患者，真情无限。在洁白的医学殿堂里，我们履行救死扶伤的神圣天职，追求为民服务的至高品质，用蕴满真情的天使之爱，点燃生命的蜡烛，燃起患者对未来的希冀。在临床用血的呼唤声中，我们伸出手臂，让汩汩的热血在病人体内流淌。在捐献造血干细胞的现场，我们挽起衣袖，以拳拳的爱心献出我们的无限真情。

　　人道无界，博爱无涯。鲜艳的红十字，闪耀着人道的光辉，引领我们为健康洒下一路阳光，为生命坚守一份责任。在医疗服务中，我们牢记健康卫士的责任，践行为民服务的宗旨，用崇高的医德和精湛的技术，肩负起人民群众的殷殷重托;用无私的奉献和成功的救治,开辟出患者生命的绿洲。我们真情守候,为了病人的生命;我们殚精竭智,为了人民的健康。我们不懈努力,奋力拼搏,用厚重的医德、娴熟的技术和无私的至爱,谱写生命最辉煌的乐章。

我们珍爱生命,我们崇尚健康,我们是吴中的健康卫士,我们是自豪的白衣天使,我们与红十字一路同行!

(2013 年 11 月)

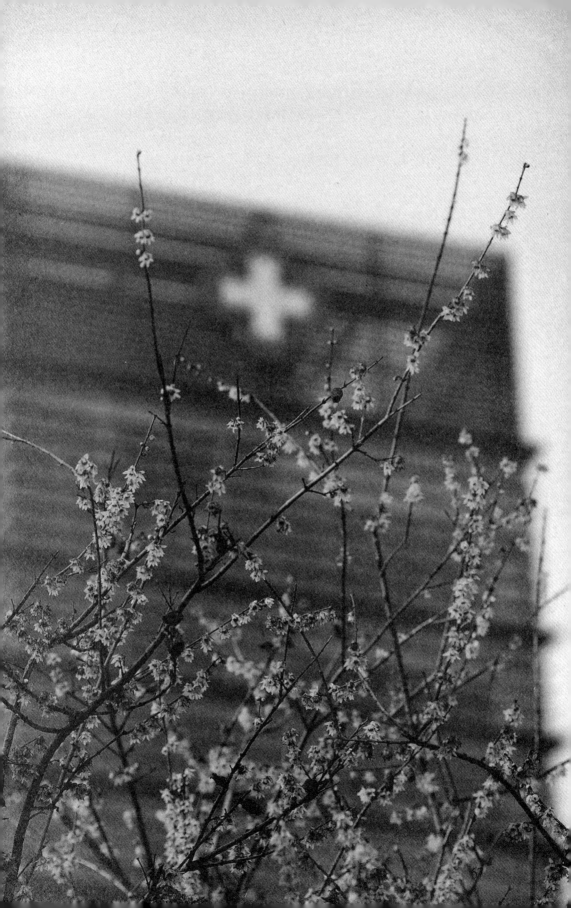

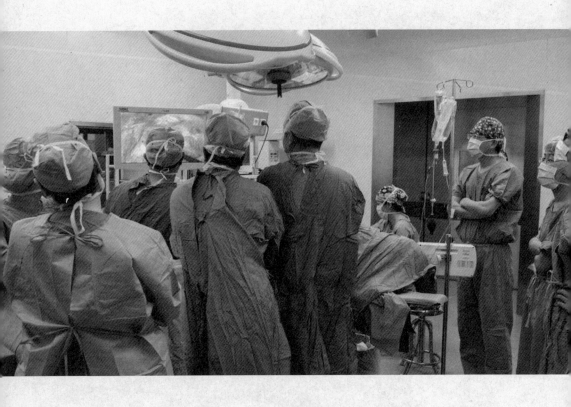

2014

强化责任　提升激情
不断在攻坚克难中追求卓越

　　不经意间,2013 年已从我们身边流逝,许多人和许多事都难以忘怀。过去的一年里,我们一步一个脚印,脚踏实地,努力奋进。而今,吴医人的世界越来越精彩,吴中人民医院的明天越来越美好。让我们深情祝福吧,祝福我们迎来了又一个承载着吴医人更多希冀的新年——2014 年。

　　对于吴医人来说,刚刚过去的 2013 年,是我们聚精荟萃、大展宏图、成绩不断、捷报频传的一年。全院职工在院部的统一领导下,围绕"等级医院评审年"的工作部署,兢兢业业,负重奋进,完成了"二甲"复审、二级专科设置、市重点专科创建等工作,使我院在最短时间内打破了制约医院发展的瓶颈,出色完成了年初既定的工作任务和目标,走出了超常规、跨越式发展的第一步。

强化责任意识和服务意识,坚持公益性,准确定义"吴医梦"

　　作为吴中区最大的综合型公立医院,我们坚持公立医院的公益性,不断强化责任意识和服务意识,切实维护人民群众的健康权益。我们坚持"以病人为中心"的服务理念,一切为了病人,不断提高医疗质量和服务水平,提升病人满意度,在社会上树立了良好口碑。我们审时度势,高屋建瓴,明确了医院下一步发展方向,准确定义了"吴医梦":把吴中人民医院建设成苏州市南部区域 1000 张床位规模、环境优美、设备精良、功能齐全的现代化综合性医院,建成管理一流、服务一流、人才一流、技术一流的高品质三级医院,建成群众满意、职工满意、政府满意的人文医院。

顺利完成新综合大楼启用工作，医院二期工程也制订了初步规划

我们积极与城投公司沟通，终于在去年3月底完成了新综合大楼建设的扫尾工作和所有科室、病区的搬迁。5月12日，我们举办了简洁、惠民的"吴中人民医院新综合大楼启用仪式"。搬入新综合大楼后，借助硬件大幅度提升的有利条件，注重服务质量的提升，注重对患者的人文关怀，推出了一系列便民惠民举措，实现了"提升式搬迁"的目标。紧接着，又认真策划，按照医院发展定位，完成了医院二期工程初步规划，即在新大楼西侧再建一幢建筑面积约3.2万平方米、可容纳500张病床的住院大楼。

顺利通过"二甲"复审，实现"以评促建，提升内涵"的目标

经过去年年初的倒计时动员，全院上下纷纷行动，统一思想，提高认识，分解责任，强化落实。院领导各领任务，亲自走上讲台做相关培训。各职能部门明确职责，加强指导与督查。各相关科室对照标准精心准备，科主任向院部递交《"二甲"复审目标责任书》。"二甲"办定期召开专题会议，布置复审推进的阶段性工作。在全院职工的共同努力下，我院于去年6月顺利通过了苏州市卫生局组织的专家"二甲"初评调研，并于11月24日通过最后的"二甲"复审。通过等级医院创建，医院管理水平、医疗服务质量、教学科研水平、医德医风等均得到明显提升，实现了"以评促建，提升内涵"的目标。

消化内科成功创建成市重点专科，成为我院学科建设的又一面旗帜

消化内科抓住契机，突破障碍，瞄准前沿目标，制订了较为完善的学科建设和人才培养规划。在加强科室管理的同时，注重技术水平提升、服务水平提升、学术水平提升和人才队伍培养，学科进步很快。在学科特色方面，把重点放在内镜诊疗技术上，不断开展新技术、新项目，包括急诊内镜止血治疗、胃肠道息肉内镜摘除术、癌前病变及早期癌症EMR治疗、胶

囊内镜技术、食管狭窄内镜下扩张及支架植入术、内镜染色与 NBI 早期胃肠道肿瘤研究等。去年 9 月，消化内科成功创建成苏州市临床重点专科，成为我院继皮肤科之后的第二个市级重点专科，为其他学科市重点专科创建树立了一个标杆。

落实患者安全目标，医疗质量不断提高

去年 4 月，我们举办了第五届"医疗安全活动周"活动，强化了医务人员的风险意识和质量意识。各职能部门强化管理职能，通过加强基础管理、落实环节质控、抓好终末质评、狠抓持续改进，使医疗服务质量稳步提升。我们有序推进临床路径的实施，部分病种启用电子化临床路径系统，规范了医疗行为。加强对抗菌药物处方、医嘱的点评，强化监督机制，促进了合理用药，降低了药占比。加强医院感染管理工作，有效控制院感发生率。加强护理质量管理，围绕专科建设、优质护理服务、年轻护士培养推出系列培训，完善护理工作制度、服务流程、考核标准、监督机制，不断提高护理品质。

新技术、新项目不断开展，努力打造技术品牌

我们高度重视技术品牌的打造，外科手术微创化、内科治疗外科化、诊疗措施无痛化已成为我院打造技术特色的方向。去年，我院心胸外科开展了食道癌、肺癌根治术，纵隔肿瘤切除术，肺叶袖形切除术，乳晕单孔胸腔镜技术；微创外科开展了腔镜结肠切除吻合术、腔镜脾脏切除术、麦默通乳腺微创术；神经外科开展了微创穿刺治疗高血压脑出血；妇科开展了悬吊式腔镜微创技术；产科大力推进无痛分娩技术；心血管内科开展了射频消融术、冠脉介入术……一系列新技术新项目特别是微创技术的开展，使我院部分技术达到三级医院水平，为医院技术品牌的打造奠定了良好的基础。

推出人性化服务举措，努力打造服务品牌

宽敞明亮的门诊区域，秩序井然的住院病区，缩短了患者从家庭到医

院的距离。清晰明了的标识标牌,一人一室的私密性就诊方式,让患者处处感受到人格、尊严自由化的释放。24 小时急诊、方便门诊、无假日门诊、夜门诊的开设,电话预约、出院预约、诊间预约、网上预约等门诊预约服务,真正把"以病人为中心"的服务宗旨落实在行动上。住院部各病区注重服务细节,医护人员对入住患者的热情接待,一张整洁的床铺,一次详细的入院宣教,人性化的亲情陪护,医患之间的深度沟通与交谈,各病区医患温馨联系卡和科主任、护士长接待日的设立,使住院病人满意度不断提高,促进了医患和谐。

廉政建设与文化建设进一步深化,努力打造文化品牌

高度重视党风廉政工作,筑牢廉政建设防线,制定相应的规章制度并严格执行。"三重一大"事项依照集体讨论、集体决议的原则,做到凡事"摆得上桌面,经得起推敲"。推出"学习马海德,大爱献人民"主题活动,在全院范围内开展"创党员先锋岗,建温馨服务区,评服务满意窗口"活动,使全院职工创先争优意识进一步加强,促进了医疗质量和服务水平的提升。加强文化宣传教育,高标准建设医院文化阵地,办好内、外网站,出好每一期院刊,开展丰富多彩的医院文化活动。

加快推进信息化建设,临床服务能力迈上新台阶

根据等级医院评审的各项细化标准,电子病历软件、办公 OA 系统、门户网站、成本核算、职业健康监护、防统方平台、"三基"考试平台、医学知识管理平台等各类系统软件在我院得到了广泛应用。去年,HIS 系统增加了电子医嘱、病案首页、传染病及院内感染登记系统、危急值通知系统、门诊预约挂号系统、电子病历质控系统、新版全条码管理 LIS 系统,部分病种的临床路径已实施信息化管理,医疗质量和临床服务能力借助于信息化技术的不断深化而得到了又一次提升。面对信息化程度越来越高的现状,信息科会同其他科室一起做好信息应急预案,以确保信息系统的安全。

业务建设实现新的突破,员工收入稳步增长

2013 年,我院门急诊总量达到 68.85 万人次,比上一年度增长 39.7%;出院病人数达到 1.86 万人次,比上一年度增长 55%;手术量达到 5831 台次,比上一年度增长 33.2%;新生儿出生人数达到 3420 人,比上一年度增长 13.3%;医院业务收入达 2.86 亿元,比上一年度增长 40%,医院各项业务呈现出持续、快速、健康发展的良好势态。在医院各项工作全面发展的同时,医院员工的收入也稳步增长,极大地提升了员工的积极性,医院发展已成良性化势态。

一岁辉煌含笑去,春光无限在眼前。与过去相比,我们取得了一定的成绩,同时我们也清醒地看到,成绩只能代表过去,荣誉也只是成长过程中的一个印记。与同级别兄弟医院相比,我们还很弱小,无论在医院规模、医疗技术、学科水平上,还是在服务能力、科研人才等诸多方面,差距都还很大,要走的路还很长,面临的形势和挑战也很严峻。最近,习近平总书记在会见"嫦娥三号"任务参研参试人员代表时说,要"不断在攻坚克难中追求卓越"。习总书记的这番讲话,对我们当前的医院工作也有现实的指导意义,为我们增添了克服困难、坚定前行的勇气和信心。新的一年里,我们要更加奋发努力,制定新的发展目标,鼎新革故,激浊扬清,用生命勃发的激情和脚踏实地的作风,朝着心中的目标大步前行,追求卓越,永不止息。

(2014 年 1 月)

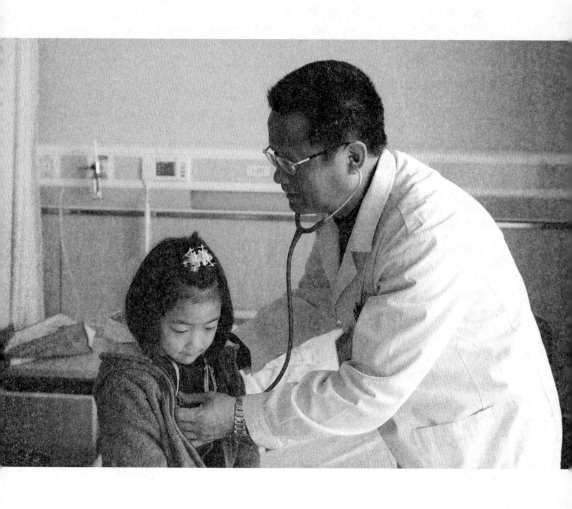

加强管理提升医疗质量
大医精诚服务吴中百姓

　　对于吴中人民医院来说，挥手而去的 2013 年是我们凝心聚力、奋发进取的一年。过去的一年里，在全院职工的共同努力下，我们取得了巨大的成绩，新大楼顺利启用，高分通过"二甲"复审，消化内科成功创建成市重点专科，新技术、新项目不断开展，医疗质量不断提高，文化建设进一步深化，业务建设实现新的突破，员工收入稳步增长。这些成绩的取得，源于全院职工的共同努力。

　　新的一年，新的使命。在医院规模急剧扩张的同时，我们高度重视内涵建设，将 2014 年定位为"医疗质量管理年"，把工作重点放在医疗质量管理上，以"提升医疗质量，保障患者安全"为主题，以"全面提高医疗质量与服务水平"为目标，围绕"质量，安全，管理，绩效，病人放心"五大内容来开展工作，健全机制，关注细节，规范管理，强化执行，努力做到医疗质量明显提高，管理能力明显增强，医疗服务明显进步，医疗纠纷明显下降，患者满意度明显提高，为医院下一步的发展打下良好的基础。

　　2014 年，医院各项工作都要紧紧围绕"医疗质量管理年"这个主题展开，把全面提升医疗质量和服务水平作为医院工作的主线来抓。此次"医疗质量管理年"活动，我们要强化职能部门和科室负责人的责任意识和管理意识，明确各部门、科室的职责，最终打造出一支求真务实、乐于奉献、勇于开拓的中层管理团队。要进一步深化各质量管理委员会活动，规范医疗行为，落实核心制度，重视持续改进，把"院—科"两级管理深化为"院—科—床位"三级管理，使管理重心向床位质控转移，将质量管理做精做细。职能科室要强化监管职能，按照 PDCA 循环要求对各科医疗质量进行全程监控，发现问题及时反馈，提出持续改进的意见并抓好落实。

科主任、护士长要强化责任,提升能力,落实好制度,带领科室 QC 小组务实、高效地开展质控活动,运行讲流程,管理出效益,不断提高科室医疗质量和服务水平,保障患者安全,开创科室工作新局面。

在全面推进"医疗质量管理年"活动的同时,在狠抓基础质量、环节质量和终末质量的基础上,我们要突出管理重点,重点抓好四个"三"字:① 完善三项制度,即三级查房制度、床位医师负责制度、围手术期管理制度;② 提升三项质量,即病历书写质量、感染控制质量、抗生素使用质量;③ 深化三项管理,即合理用药管理、临床路径管理、质量考评管理;④ 建立三项机制,即绩效考评机制、风险防范机制、制度健全机制。通过"医疗质量管理年"活动,全面推进我院医疗质量管理体系建设,不断提高医疗质量与服务水平。

为确保"医疗质量管理年"活动的顺利开展,医院成立了"医疗质量管理年"活动领导小组,由我和沙跃荣书记担任正、副组长,各位分管院长为小组成员;成立"医疗质量管理年"活动办公室,由吴兵副院长任主任;设立临床医技组、门诊护理组、教育培训组、后勤保障组、信息考核组、宣传报道组等 6 个工作小组,由院领导、相关职能部门负责人担任组长。

"医疗质量管理年"活动,分四个阶段组织实施:

一是动员部署阶段(1 月),主要有四项工作任务:健全组织,深入动员,全面部署,营造氛围。我们已经在两次院周会上做了动员,各科室也都将院周会精神在科内做了传达,进行了"医疗质量管理年"活动的科室动员。

二是制度完善和组织学习阶段(2—3 月),重点由医务科、护理部等职能部门根据"院—科—床位"三级管理模式要求,进一步完善相关规章制度和质控要求,组织全员学习、领会。今天的会议上,相关分管院长将向大家布置医疗、护理条线"医疗质量管理年"的具体活动内容与要求。

三是实施推进阶段(4—10 月),在全面加强医疗质量管理、落实核心制度和患者安全目标的基础上,重点围绕"完善三项制度,提升三项质量,深化三项管理,建立三项机制"开展工作,职能部门以日常监督、随机抽查和专项检查相结合的方式,组织好九项检查:病历质量检查、临床路径管理检查、围手术期管理检查、合理用药检查、感染控制检查、门诊工作质量检查、急诊工作质量检查、病房工作质量检查、护理工作质量检查，按照PDCA 循环要求，发现问题及时整改，持续提高。

四是总结阶段(11—12 月)，重点在九项检查的基础上，对"医疗质量管理年"活动情况进行系统总结，写出总结材料，评出先进科室和个人。

2014 年，在深入开展"医疗质量管理年"活动的同时，我们还要做好另一件关系到医院长久发展的大事，即医院二期工程建设。吴中人民医院的建设与发展，得到了区委、区政府和区卫生局的大力支持，医院二期发展规划已被列为 2014 年吴中区政府重大民生实事工程，这是我院又一次跨越式发展的历史机遇。1 月 22 日，王伟星副区长专门召集吴中人民医院管理委员会全体成员，前来我院做现场调研，明确吴中人民医院二期工程的一些主要事项和时间节点，要求医院配合有关部门，认真做好医院二期规划、设计等相关工作，力争能够早日动工。

从现在起，我们将以高度的责任心和使命感，主动、积极配合政府有关部门，认真做好医院二期建设规划、设计等工作，力争在规划设计中体现出以下特点：科学合理的规划布局、方便快捷的功能区域、优美宽敞的医疗环境、体现人性化的空间设计、高端先进的医疗设备、绿色环保的建筑材料、数字化的网络信息系统、尽可能多的车辆停放位置。同时，我们一定要突破一些医院建筑上的传统观念，如病房的分布格局和房间模式、重症医学科的床位拓展、感染性疾病科的设立、公共面积(如家属等候区域)的开辟，等等。

目前，医院已经成立了二期工程领导小组和工作小组，明确了相应的人员职责。在区卫生局的关心支持下，我们和区城投公司和规划局等相关部门进行了沟通，完成了《吴中人民医院二期建设项目初步规划》，对二期项目的功能、设计、资金估算、医疗设备配置等提出了初步方案。我们将全力以赴加快工程项目建设的推进速度。

2014 年，我们还将进一步加强业务建设和学科建设，提升工作绩效。进一步深化优质护理服务，提升护理品质。以建立数字化医院为目标，加快医院信息化建设的步伐。进一步加强对年轻医务人员的管理，强化"三基"训练、住院医师规范化培训和年轻护士素质培养。继续加强人才队伍建设,对内加大培养的力度,对外加大引进的力度,培养更多的中青年专家和学科带头人。继续加强党建工作、廉政建设和文化建设,进一步深化"创党员先锋岗,建温馨服务区,评服务满意窗口"活动,全面推进行风、作风建设。不断深化医院成本核算工作,开源节流,提高绩效,奖优罚劣,提升员工工作激情。进一步加大与上级医院的合作力度,借助外力加快医院发展步伐。

放眼未来,我们深感医院建设与发展的任重道远,清醒地认识到当前的不足和存在的问题。我们力图突破、谋求进步的信念始终不会改变。2014年是我院建设发展的又一个关键年,我们承载着光荣与梦想,又一次踏上了新的征程。新的一年里,我们将以"医疗质量管理年"活动为切入点,以医院二期工程建设为新的契机,理顺各项工作,创新发展思路,强化管理内涵,践行医者仁爱的真谛,全面提升医疗质量和服务水平,以实际行动诠释新时代医务工作者的神圣职责。可以预见,我们只要胸怀理想,勇担使命,坚定信仰,脚踏实地,就一定能够实现美丽的"吴医梦"。

(2014 年 2 月)

他山之石　可以攻玉

浙江大学位于风景名城杭州,创建于 1897 年,是教育部直属高等院校,首批进入国家"211 工程"和"985 工程"建设的重点大学,综合实力全国高校排名第三。浙大校徽主图为"求是鹰",代表浙大的"求是"精神,其校训即为"求是,创新"。浙大是一所特色鲜明、享誉海内外的综合型、研究型大学,学科涵盖哲学、经济学、法学、教育学、文学、历史学、艺术学、理学、工学、农学、医学、管理学等 12 个门类,师资力量雄厚,教学质量一流,科研成果辉煌,是莘莘学子心向往之的地方。

2014 年 2 月 24 日至 28 日,区卫生局和浙大继续教育学院联合举办了"浙江大学—苏州市吴中区卫生系统院长培训班",区卫生局领导和全区各医疗机构负责人共 24 人参加了培训。区卫生局于温情二月的薄春时节,在西子湖畔的浙大安排此次培训,为全区公立医疗机构管理人员加油充电,旨在提升基层卫生管理者的管理品质与综合素养,深化医院院长领导力,推动基层医疗卫生改革与创新,开创吴中区卫生工作的新局面。作为吴中人民医院院长,我有幸参加了这次培训,参观考察了杭州市江干区凯旋街道社区卫生服务中心和萧山区第三人民医院。通过学习考察,感悟浙大文化,结识精英人脉,汲取现代知识,拓展管理视野,耳目为之一新,学到了经验,提升了能力,收获巨大。

目睹名师风采,吸纳管理学精粹,开阔了视野,收获了知识,提升了能力

一周的学习,有幸聆听了倪荣、施卫星、赖瑞南、郭永松、熊卫平等浙大知名专家教授为我们献上的一堂堂精彩纷呈的讲课。授课内容既有宏观卫生政策,又有医疗机构工作实践总结,并针对医疗卫生体制改革、医患关系、医学职业精神、公共危机处理等难点热点问题进行了探讨。这些课程,完全是为我们量身定做的,切合我们的工作实际,可以帮助我们开阔视野,理清思路,打造立体思维,培养思辨能力,启迪管理智慧。

倪荣教授主讲的《新医改语境下的区级卫生服务发展思考》简要介绍了他在拱墅区卫生局任职期间立足实际,积极探索改革创新,率先主持实施了"中医药特色社区卫生服务""社区心理卫生服务四级模式""城乡社区卫生服务集团化管理""打造山水健身品牌为主的全民健康生活方式"等区级卫生服务举措,走出了一条区级卫生服务的新路子。这些举措成效显著,社会影响很大,令我们耳目一新,拓宽了我们进一步做好区域卫生工作的思路。倪荣教授还对当前大家热切关注的健康服务业,结合卫生系统实际,从创新的角度予以展望,提出了有关医院发展中心、混合所有制、民办事业单位法人登记、医保余额购买商业健康保险、健康契约服务、医生多点执业、医疗服务业投资用地、健康信息服务业、网络医院等诸多问题的思考,并在基层卫生系统怎样在 8 万亿元的健康服务业中有所作为、有大作为,通过健康服务业的大发展来大力促进基层卫生工作方面,给了我们许多有益的启发。

赖瑞南教授主讲的《新医改和公立医疗机构管理》与《医院管理创新与管理队伍建设》为我们梳理了公立医院改革、医院管理创新和医院管理队伍建设的思路。当前,医改进入了深水区,公立医院面临着许多亟待解决的问题。面对困难,赖瑞南教授一一为我们支着。他以"新医改"和"公立医院管理"为主题,对《关于公立医院改革试点的指导意见》进行了分析,提出了"公立医院改革真正的难题是改变机制、提高绩效"的观点。政府投入不足,医疗任务重,病人不满意,人才匮乏,业务收入含金量低下,医院自主权不够,员工积极性不高,奖金难分配,等等,是当前基层医疗机构普遍面临的问题。针对这些问题,医院要结合自身实际,制定医院发展整体战略,加强管理,提升医疗质量与服务水平,制定医院绩效目标,合理配置资源,控制成本,提高重点专科与核心技术价值,做大医疗总量,建立医疗联合体,优化管理和服务流程,推行绩效考核,改革薪酬制度,不断提高患者和员工满意度。赖瑞南教授以多年医院管理者的经验告诉我们，作为医院院长，一定要抓住医院管理的本质——提高医院绩效，向管理要质量，向管理要效益。在讲到医院管理队伍建设时，赖瑞南教授为我们分析了医院高层管理者的角色、职能主管的角色、科主任和护士长的角色；并紧紧围绕如何当好科主任这一话题，从如何提升科主任的能力与素质出发，强调了科主任应加强沟通、学会演讲、充分发挥管理者的影响力、切实做好科室团队建设和科内员工培训，以此来提高科室绩效，适应医院发展。

　　郭永松教授主讲的《医学职业精神》和施卫星教授主讲的《医患沟通与人性化医疗服务》，有着异曲同工之妙。当前，我国社会利益关系日趋复杂，矛盾、冲突乃至对立已成为客观态势。交织在医疗服务中的问题千头万绪，其中既有行业自身的问题，又有社会映射的问题，"看病难，看病贵"成了社会的普遍共识。患者觉得医生不负责任，医生觉得诊疗工作难做，医患之间缺乏尊重与信任，医患纠纷不断上演，医院几乎每天都有处理不完的投诉，越来越多的医务人员失望了、麻木了。在这种情形下，如何扭转当前的"双输"局面，医方如何主动消融横亘在医患间的坚冰，如何守住医务人员的道德底线？郭永松、施卫星两位教授的讲课为我们指明了一条解决问题的可行之路。在紧张的医患关系面前，我们首先要反省，毕竟患者来医院是为了看病，而不是专门来闹事的。虽然造成医患关系紧张的因素有很多，需要从体制上加以统筹解决，但我们不应坐等，而应主动有所作为。医生是一个非常辛苦的职业。同时又是一个无比崇高的职业，我们选择了医学就是选择了奉献，选择了对生命的承诺。在当前复杂的社会形势下，医生要坚持"以病人为中心"的服务宗旨，严格做到以下三点：一是要规范诊治行为，严守操作规程，将那些容易引起病人误会和不满的环节做细做实，让病人放心；二是要有深厚的人文素养和对患者的高度同情心，加强与患者的人性化沟通；三是要有崇高的医德、无私的献身精神和严谨的职业操守，全面提高为患者服务的能力。医生只有以患者为中心，全心全意、扎扎实实地服务于患者，才能赢得患者的理解和信任。理想很丰满，现实很骨感。不管我们面临的现状是如何不理想，作为医务人员，我们要牢记自己肩负的治病救人的神圣使命，坚守在道德的高地上,用自己的精湛医术和高尚医德,竭尽全力去为患者解除病痛,服务好病人,构建和谐的医患关系。

当今社会正处于转型时期,各种矛盾突出,医院声誉下降,医患关系紧张,危机四伏,在这样不如意的形势下,医院危机事件的发生也不可避免。作为医院管理者,只有强化危机意识,做好各种防范预案、反复演练,才能减少危机发生,并在危机发生时的处理工作中发挥积极作用。知名公关学专家、浙大公共关系学教授熊卫平主讲的《医院危机公关与媒体应对》,旁征博引、深入浅出地告诉我们如何去应对突发事件和危机,面临危机时如何与媒体进行沟通以及沟通的原则,并对基层卫生系统做好危机管理提出了很好的建议。熊卫平教授告诫我们,平时要注重对社会资源的争取,对媒体要有准备、有价值地去沟通,沟通中一是不争不吵,二是永远感谢,三是区别运用网络、平面媒体和电视画面。应对媒体时,要坚持两大原则:不要在灾难发生时保持沉默或快速、频繁地发布信息;始终忠于事实,反复强调组织的立场与观点。要牢记危机传播中的八个不要:不要推测危机的后果;不要使用行话;不要推卸责任;不要对记者说"无可奉告";不要发布不准确的消息;不要抱怨同事或领导以前的做法;不要指责临阵逃脱的同事;如果组织没有什么可隐瞒的,不要采取低姿态。通过聆听熊卫平教授的讲课,我们增强了医院危机意识,对医院危机管理的重要性有了进一步的理解,掌握了危机处理的基本方法,学会了如何与媒体打交道,这对于我们构建更加有效的医院危机管理体系,建立长效机制,创建平安医院,必将起到很大的促进作用。

实地观摩,现场考察,感受到浙江卫生系统有许多好的经验值得我们借鉴

2月25日下午,我们参观考察了杭州市江干区凯旋街道社区卫生服务中心。凯卫中心主任扈俊峰向我们详细介绍了该中心的情况。凯卫中心建于1997年,下设6个卫生服务站和1个残疾人康复站。中心融预防、保健、医疗、康复、健康教育、计划生育技术指导为一体,对所属6个社区卫生服务站实施一体化管理,为居民提供优质、均衡、普惠的医疗卫生服务。中心现有职工 92 人,其中卫技人员 83 人,硕士 2 人,本科以上学历占 50% 以上,人员结构组成合理。中心开设全科门诊、妇科、中医科、康复科、口腔科、防疫科、妇幼保健、专家门诊等科室,同时设置特检、检验、放射、药剂、输液室、抢救室等辅助科室,设施、设备齐全,检测设备先进(拥有彩色 B 超、DR 摄片机、心电监护仪、除颤仪等)。凯卫中心先后获得浙江省示范社区卫生服务中心、浙江省计划免疫示范接种点、浙江省满意基层单位、浙江省青年文明号、杭州市满意社区卫生服务中心、杭州市巾帼示范岗等荣誉称号,并先后成为杭师大教育科研实践基地、浙江省中医药大学社区实践基地、浙江省慢性病适宜技术推广基地。参观考察过程中,凯卫中心整洁有序的诊疗环境、简明扼要的卫生宣教、浓郁的中医药服务氛围、细致到位的慢病管理、翔实的居民健康档案、先进的远程会诊系统、方便群众的智慧医疗、预约诊疗、自助挂号、病人选医生、联合诊疗、双向诊疗、四定控费(药品、处方、大输液、抗生素)、特色鲜明的基本医疗服务内容,给我们留下了深刻的印象。

  2 月 27 日上午,我们又参观考察了杭州市萧山区第三人民医院,邵海兴院长向我们详细介绍了该院情况。萧山三院建于 1951 年,是一所二级甲等综合性医院。医院占地面积 26000 平方米,现有职工 530 人,其中有高级专业技术人员 50 人,中级专业技术人员 145 人,设十大住院病区、33 个临床医学科室,年门诊 48 余万人次,年住院 15000 余人次,年手术 6500 余人次。医院拥有先进的医疗设备,如螺旋 CT、核磁共振、彩色 B 超、腹腔镜、胆道镜、关节镜,电子胃肠镜、全自动麻醉机、肌电诱发电位仪等。医院开设有萧山区腹腔镜诊疗中心、上海复旦大学附属华山医院神经内科萧山临床基地,并于 2010 年 10 月与浙一医院建立协作关系。近年来,医院医疗技术不断提高:神经内科以脑血管病诊疗为主导方向,对神经系统脱髓鞘性疾病的免疫治疗有深入的研究;消化内科开展上消化道出血的内镜下止血,良、恶性肿瘤的内镜下摘除,食管支架植入,内镜造瘘,异物取出等系列内镜下治疗;普外科广泛开展腹部手术、开胸肺叶切除术以及腹腔镜微创手术;骨科开展断肢(指)再植、关节镜手术、关节置换术……医院以"团结,务实,敬业,奉献"的精神,倡导"以人为本,诚信服务"的理念,向患者提供人性化服务。参观考察过程中,邵海兴院长不断向我们介绍医院的管理理念和下一步的发展思路,同时对医院改革发展中的几大困惑与我们一起进行了分析、探讨。萧山三院的情况与吴中人民医院有些相似,但他们面临的困难比我们多,他们已经实行了药品零差价,房屋基建费用和大型设备购置费用基本上要靠自己筹资解决。就是在这样困难的情况下,他们依然充满信心,通过改革创新、强化责任来提升激情,与杭州、上海等地的三级医院加强合作,调整医院学科结构,注重医院业务发展,强化专科建设与特色打造,深化与基层一级医疗卫生机构的合作,构建广泛的医疗网络,加大人才引进与培养的力度,以此来促进医院的发展,取得了很好的成效。通过参观交流,我们学到了萧山三院在医院管理和公立医院改革过程中的先进经验。

他山之石,可以攻玉。这次院长培训班,虽然时间短暂,但我们每一个培训者都深感受益匪浅:

首先,又一次来到与苏州并称"人间天堂"的杭州,看到整洁宽敞的马路、挺拔大气的楼群、雅致宜人的环境、快速发展的经济,深为浙江省蓬勃发展的势头而惊叹,更为浙江人开拓、创新、务实、奋进的精神而感动。浙江省以发展非公有制经济为主体,藏富于民,形成了独具特色、充满活力的经济发展模式。同时,政府有效促进产业结构调整和产业素质提高,不论是品牌兴业战略还是外向带动战略,都为企业创造了良好的发展环境。纵观绿荫环绕的花园城市杭州,但见生态优美、经济发展、文化繁荣。这种"生态—经济—文化"的精彩互动与和谐包容,使可持续发展成为可能。从浙江人身上,我们看到了勤奋、善思、吃苦、包容、以人为本、与时俱进等特质。

其次,通过接受培训和参观考察,我们收获了丰厚的知识,得到了很多启发。杭州的同行,在卫生管理的理念上、开拓创新的实践上、公立医院改革试点上和推陈出新的思想观念上,都远远地走在了我们前面。可以说,当前我们面临着医改步入深水区的很多不确定性,政府投入不足,药品实行零差价,医疗市场竞争激烈,若不奋起直追,必将在新一轮竞争中被远远甩在后面。吴中人民医院作为吴中区的区域医疗服务中心,如何借助新综合大楼的顺利启用和医院二期建设的立项，在新一轮公立医院改革中，进一步提高医疗服务质量和提升绩效，解决老百姓"看病难、看病贵"的问题，广大人民群众正翘首以盼。直面困难，我们一定要深入思考，立足实际，勇于探索，积极寻找破解难题的方法。区卫生局组织的这次培训，恰如一场及时的春雨，给了我们破解难题的许多思路和启发。接下来，我们要在做好常见病、多发病诊疗和疑难、危急重病人救治的基础上，加强医院管理，培育医师职业精神，深化优质护理服务，完善重点专科发展规划和人才培养计划，走内涵建设发展之路，不断提高学科水平和医疗质量，塑造技术品牌，充分调动医务人员的积极性，把医院做强做大，全面提升救死扶伤、为民惠民的医疗服务能力，为人民群众提供更高水平、更令人满意的医疗服务，使我们在新一轮公立医院改革中能够立于不败之地，早日实现"吴医梦"。

悠悠风雨，漫漫征程；上下求索，策励未来。短暂的培训虽然已经结束，但其成效将长期存在。通过这种走出去聆听讲课、参观考察、学习先进、博采众长的学习方式，我们这些吴中区基层卫生管理者有了更强的紧迫感、使命感和责任感。我们将学以致用，转变观念，勇于实践，敢于创新，不断推进基层医疗卫生系统体制、机制的创新发展，与时俱进，奋发进取，书写区域卫生服务的新篇章。

（2014 年 3 月）

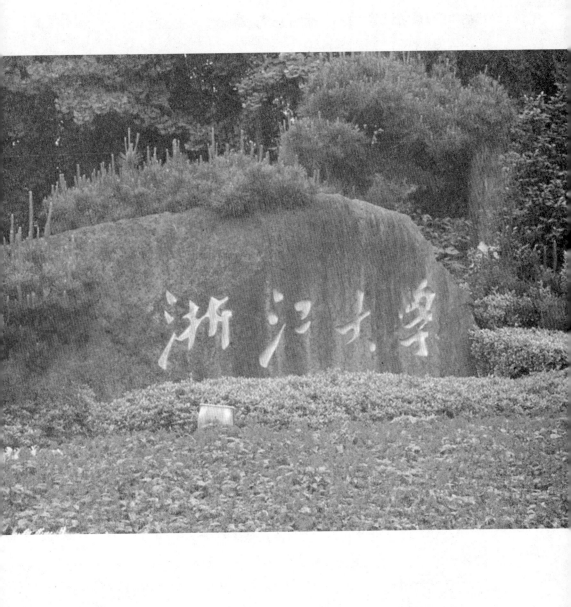

南丁格尔誓言：责任与奉献

——为"5·12"国际护士节而作

> 余谨以至诚，于上帝及会众面前宣誓：终身纯洁，忠贞职守，尽力提高护理之标准；勿为有损之事，勿取服或故用有害之药；慎守病人家务及秘密，竭诚协助医生之诊治，务谋病者之福利。
>
> ——南丁格尔

一

弗罗伦斯·南丁格尔（Florence Nightingale，1820—1910），一个闪光的名字，一位著名的护士。她用手中那盏小小的提灯，点燃了生命之光。她以自己一生的精力，开创了现代护理事业。

南丁格尔是 20 世纪初杰出的女性，出身于英国贵族家庭，从小就有爱心，聪慧善良，志向高远，个性独立，处事独特。她受过良好的教育，博学多才，热爱文学、音乐、绘画，通晓历史、哲学、数学及英、法、德、意、拉丁、希腊等语言。她接触的都是社会名流，本该享受优越奢华的生活，活跃在上层圈子里，做一个人人羡慕的窈窕淑女。但是，她对这些丝毫不感兴趣。相反，她喜欢简朴的生活，关心慈善事业，下决心为解除人类的病痛而当一名护士。她要为了信念而生活。

1851 年，南丁格尔进入德国凯撒斯劳滕护士学校，迈出了护士生涯的第一步。1854 年 8 月，伦敦郊区贫民窟发生霍乱，南丁格尔不顾个人安危，志愿参加救护工作，照料垂死的病人，给予他们温暖的关心。不少病人最后满含欣慰地死在她的怀中。同年 10 月，她率领 38 名护士奔赴克里米亚战场，在又脏又乱的战地医院里，积极倡导改革，改造医院环境，控制医院感染,开展战地救护,在深夜里提着油灯巡视病床上的每一个士兵,精心护理伤员,深受大家的喜欢与爱戴,被称为"克里米亚的天使""提灯女神"。

对于南丁格尔在克里米亚期间对伤病员的精心护理,美国著名诗人朗费罗写下了如此感人的诗句:"看,就在那愁闷的地方,我看到一位女士手持油灯,穿行在暗淡的微光中,轻盈地从一间房屋走进另一间房屋。像是在幸福的梦境之中,无言的受伤士兵慢慢地转过头去,亲吻着落在暗壁上的她的身影。那盏小小的油灯,射出了划时代的光芒。"

1860 年,南丁格尔用政府奖励的 4000 多英镑,在英国圣多马医院创建了世界上第一所正规护士学校,培养专业护理人才。她决心以自己的信念、辛勤的汗水和全部的精力,去推动一项伟大事业的前进。她全力以赴,不懈努力,从一个护士开始,到不局限于护士工作,积极从事医院改革和卫生状况的改善,不断扩展活动内容和领域,总结、形成文字资料,终于确立了现代护理体系的基础。她对护理学下的定义是"担负保护人们健康的职责以及护理病人使其处于最佳状态",她说"这是一种科学,也是一门照顾人生命的艺术",并指出"护士要做的就是把病人置于一个最好的条件下,让身体得到康复"。

南丁格尔强调护士应由品德优良、有献身精神和情操高尚的人担任,要求护士做到服从、节制、整洁、恪守信用。她反复告诫说:"护士工作的对象不是冷冰冰的石块、木头和纸片,而是有热血和生命的人类,护理工作是精细艺术之中最精致的工作。"她要求护士"必须有一双技术熟练的肯干的手,一个冷静的看得出细节的头脑,一颗爱与温暖的心"。她撰写的《医院札记》《护理札记》和一百余篇论文,是护理教育和医院管理的重要文献。她的教学思想和办学经验被世界各国采纳,而她为护士制定的誓言,更已成为全世界护理人员的工作指南和行为准则。

南丁格尔拥有一颗帮助别人、奉献生命的心,她把一生奉献给了护士这一天职,终生未婚。她用自己全部的精力,忠诚地践行了对护理工作的全部责任——终身纯洁,忠贞职守,全身心为病者谋福利。她是护士的鼻祖,更是全体医务人员的精神领袖。她的誓言,强调了护士工作的神圣,告诫全体护理人员要爱专业,守天职,乐于奉献,不图名利,心中时刻装着病人,竭尽全力为患者服务。而今,南丁格尔誓言已经成为每一个护士所必须遵循的道德准则。

据说上帝创造了人类之后,看到人类饱受病痛的折磨,就将最优秀、最善良、最美丽的使者派至人间,去照顾病人,帮助他们解除病痛。从此,人间有了生命的守护神,人类得以健康安宁。南丁格尔就是上帝派来的使者,她那天使的洁白身影,代表了一群美好的人、一群善良的人、一份至纯的情感和一项伟大的事业。千千万万追随她的护士姐妹,从此成为白衣天使,她们的人生,也因天使的圣洁而被赋予了高尚的含义。白衣天使,赞美的不仅是护士姐妹白衣素裹的翩翩风姿,更是赞美她们纯洁的爱心,赞美她们无私的奉献,赞美她们心底的那个美丽承诺——南丁格尔誓言。

南丁格尔誓言,是用生命起誓的矢志不渝,书写了天使诗一般的大爱篇章。自从穿上这一身洁白衣裳,这一生就扛起了责任,自觉承担使命,救死扶伤,呵护生命;自从戴上了这顶轻盈的燕尾帽,这一生就选择了奉献,理解了不悔。而今,一百多年过去了,全世界一代又一代的护理工作者,接过南丁格尔手中的油灯,继续着这份伟大的事业,把自己的锦瑟华年,无悔地交付给似水流年,奉献在呵护生命的白色圣殿里。

二

当今中国,护士被称为白衣天使。现实中的护理工作非常艰辛,集风险、劳累、琐碎于一身。而且,护士的社会地位不高,收入又很微薄。这是一个辛苦的工作,没有节假日,三班倒连轴转。这是一个无闻的职业,虽然同样穿着白大褂,护士的身影却被医生的影子深深地淹没。滚滚红尘,有人求名,有人求利。身为南丁格尔传人的护士,有人说你们渺小低微,有人说你们苦涩清贫,看着你们一路风雨、一路辛劳,你们图的又是什么?

你们不为别的,只因一份信念,从此就有了自己的追求,去践行美丽的誓言。或许,忽略了世俗繁华,反倒能拥有从容静美,岁月流转中,便有了清淡无痕的花香满径。花之绽放,不为倾城,这一份境界,真诚从容。

因了这份境界,护士工作虽然艰辛,你们却依然忠诚,义无反顾。位虽低微,却是自己的岗位。志虽渺小,却是自己的追求。欢乐也好,忧伤也罢,风雨兼程中无怨无悔,让花样年华在救死扶伤的忙碌中升华。

南丁格尔誓言,字里行间写满了"奉献"与"责任",用"燃烧自己,照亮别人"的无私大爱去呵护患者,用爱心、耐心、细心、责任心去温暖生命。选择了护士职业,就是选择了奉献,选择了责任。一袭飘然的白衣,就是一颗纯洁的心灵。一顶别致的燕尾帽,就是一项守护生命的重任。你们是生命的晨曦,将天空那抹希望的曙光,赐给了刚刚醒来的患者。无论白天还是黑夜,你们白色的倩影,永远不知疲倦地忙碌在病人的身边,让脆弱的生命也流光溢彩。

你们肩负责任,满腔热忱,南丁格尔是你们共同的名字,救死扶伤是你们永远的承诺。你们爱岗敬业,不辱使命,用过硬的技术去承载生命的重托。送药、采血、输液、吸氧、吸痰、灌肠……枯燥的操作,机械的重复,在你们的手中完美展现。病床上,急促的呼吸平稳了,快速的心率减慢了,紫绀的口唇红润了,苍白的脸上有了血色。面对突发疫情,再大的危险也不能动摇你们冲向一线的意志。面对危重患者,再累再乏也要奔忙在抢救生命的前沿。

有一种爱无比伟大,那就是天使之爱。有一种美悄然无息,那就是护士之美。大爱无疆,大美无言,生命沿途的风景,因你们多出了许多色彩。你们素心若雪,给患者洗头、翻身、剪指甲,不是亲人胜似亲人。你们璞玉浑金,为患者喂饭、擦身、换床单,给他们送去春天般的温暖。当无数人进入梦乡的时候,你们还巡回在寂静的长廊,用真爱的光芒点亮生命的奇迹。当人们举家团聚的时候,你们还忙碌在一线的岗位,以青春无悔护卫患者的健康。

你们肩负使命,淡泊名利,提灯女神手中的油灯,照亮了你们前行的道路。当突发公共卫生事件时,你们以生命的速度,于第一时间出现在现场。当可怕的传染病肆虐时,你们勇敢地亮剑,以惊人的勇气筑起了一道护卫生命的血肉长城。在你们匆忙的脚步声中,回响着生命激昂的旋律。在你们洁白的裙裾里,搏动着天使圣洁的心灵。你们是生命的捍卫者,如拂面的春风,让生命之树常绿。你们是健康的守护神,似冬日的暖阳,浇灌出生命一程又一程的灿烂。

你们把青春理想放飞在矗立的输液架上。你们将人生价值体现在洁白的治疗盘中。为了让每个病人都能看到明天的太阳,你们努力,你们坚持,你们奉献,你们无悔。不是每一分努力都有回报,不是所有的企盼都会发生奇迹,可你们挽留生命的那份执着,令人肃然起敬。你们的地位、报酬,与你们的付出太不相称,但你们平静地一笑,毫不介意。在这个没有掌声、没有喝彩,只有劳累、只有与死神搏斗的舞台上,你们默默地奉献,一任岁月的痕迹,爬上美丽的脸庞。

你们起始于辛劳,收结于平淡,看岁月无声地老去,只因拥有了一个美丽的"曾经",便永远地心动,绽放一世的风华。你们无私奉献,一尘不染,天使是你们圣洁的称谓,白衣是你们朴素的外表,美丽是你们最真的内涵。悠长的生命岁月里,你们的真诚情怀,赢得了春夏秋冬的感动;你们的无私奉献,得到了东西南北的夸赞。你们的故事感动了红尘,被流年的风四处传诵,澎湃成一曲天使之歌,摇曳成人世间至纯至美的风情。

(2014 年 5 月)

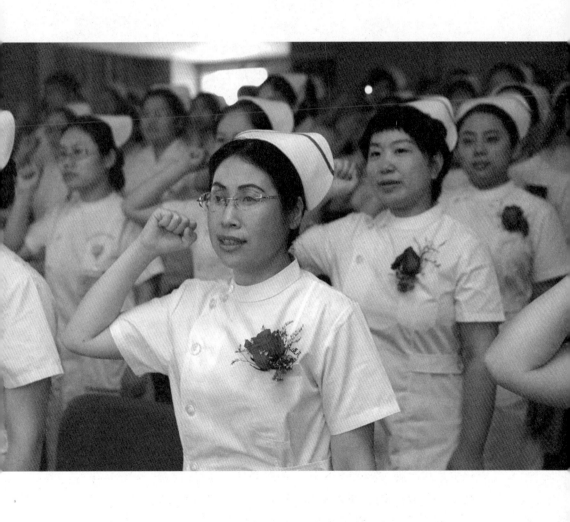

品牌立院：以人为本塑造"吴医"品牌

翻开成功企业的历史，发现他们都拥有自己独一无二的品牌故事。这些成功者通过自己不懈的努力，最终打造出企业的知名品牌，为自己赢得了客户，赢得了声誉，赢得了利润。尽管这个过程充满艰辛，有时甚至历经磨难与挫折，但其奋斗之路，他们战胜困难赢得胜利的一个个瞬间，却是那么激动人心。唐太宗曰："以史为鉴，可以知兴替；以人为鉴，可以明得失。"回望过去，感悟奋斗者的心路历程，借鉴历史的成功经验，对于吴中人民医院今天的建设与发展，依然具有很强的指导意义。

同仁堂——祖国医药宝库中的一个知名品牌，拥有三百多年历史的中药老字号。当年一个偶然，少年康熙的难治性皮肤病，被皇城根儿一家不起眼的小药铺里的一个郎中治好了。为了感谢郎中，康熙亲笔写下"同修仁德，济世养生"的条幅，并送给郎中一座大药堂，起名"同仁堂"。从那天起，同仁堂便在其成长过程中，坚持服务民众、与时俱进、锐意创新、不断升华的经营理念，以市场为导向不断积淀文化，用生生不息的奋进精神和"以义取利，义利共生""诚信为本，药德为魂"的价值观打造自己的优质品牌，创造了经久不衰的"同仁堂"品牌奇迹。

纵观历史，放眼今日，我愈加坚信，品牌作为一家企业核心竞争力的外部标志，对企业来说是如此重要。就医院而言，如果一家医院也能拥有自己的优质品牌，成为百姓心中长期的牵挂，其发展前景一定非常美好。就吴中人民医院来说，借着医院搬入新综合大楼的东风和良好的发展势头，我们理当抓住机遇，振奋精神，科学发展，履行使命，以时不我待的紧迫感全身心投入到医院的建设与发展之中，在建设先进文化的同时，全面提升医疗技术水平和服务质量，以人为本塑造具有鲜明特色的"吴医"品牌，全面提升医院的综合实力和外部形象，使医院发展呈现出质的飞跃。

那么,什么是医院品牌?我们应该塑造怎样的"吴医"品牌呢?我想,医院品牌应该是患者对一所医院、一个专科、院内名医技术水平和服务态度的切身体验和深度总结,患者能够从中体会到这所医院的文化和医务人员的价值取向。事实上,病人选择去哪家医院就医,通常判断的依据有两点:医生的技术水平和医护人员的服务态度。患者判断医生技术水平的高低,主要是根据自己看病时的身体和心理感受,能否尽快解除病痛,能否将治疗产生的痛苦降到最低,身体经过治疗后的康复速度,等等。在患者眼里,医院服务态度的好坏,首先看自己到了医院,院方对他的痛苦和遇到的困难能否及时发现和解决,其次看是否获得尊重与同情,还有医护人员是否主动提供帮助,等等。当前,医疗领域日益市场化,医院间的竞争日显突出,人民群众对医疗服务的要求也越来越高,在这样的形势下,全面提升医疗技术水平和服务水平,培育医务人员正确的价值观,倡导对患者的人文关怀,塑造优质品牌,已成为现代医院管理的一项重要内容。

医院品牌的塑造,说起来容易,做起来却十分不易。一个优质的医院品牌,是在长期的医疗活动中逐步形成的。它需要通过医务人员向患者提供高质量的医疗技术、优质的医疗服务和人性化的关怀,在潜移默化中不断提高病人对医院、对专科、对医务人员的认知度和信任度,使医院、科室或医务人员在病人做选择时处于有利地位,久而久之形成医院自身的竞争优势。吴中人民医院近十余年来由于种种原因,医疗技术落后,服务质量不高,学科发展停滞,社会声誉和在患者心中的口碑没有得到应有的提升。面对历史欠账太多的不利局面,全院职工没有气馁,在"团结,开拓,奉献"的医院精神激励下,同心同德,无私奉献,抓住机遇,趁势而上,于2013年3月顺利完成了新综合大楼搬迁。各二级专科按照三级医院标准设立,医院规模成倍扩大,诊疗环境焕然一新,新技术、新项目不断开展,优质护理服务持续深化,医院建设与发展呈现出前所未有的良好局面,为打造医院品牌创造了极为有利的条件。

顺时势,因势而发;谋发展,战略为先。在我院"文化建院,品牌立院,科教兴院,人才强院"的十六字方针中,我们审时度势,把握关键,将"品牌立院"放在了仅次于"文化建院"的第二位上。当前,医院管理正逐步进入以患者满意度和忠诚度、医院知名度和美誉度为核心的品牌战略时代。因此,我们必须顺应时势,深化改革,凝聚人心,形成合力,不断提升全院职工建强自身的发展意识和"品牌立院"的品牌意识,走特色之路,通过优美的环境、高端的设备、精湛的技术、优良的服务、先进的文化和有效的管理,把品牌战略真正落到实处,打造出属于我们的"吴医"品牌。

要打造医院优质品牌,必须制定既符合实际又切实可行的品牌战略,制订详细的实施方案,并在实施过程中,寻找到能够成为优质品牌的切入点。近年来,我们充分认识到医疗服务的特殊性和病人不断增长的服务需求,以文化建设为依托,坚持以人为本,从改善医疗环境、优化服务流程、强化学科建设、打造重点专科、提高医疗质量、提升服务水平、倡导人文关怀入手,善德精医,追求卓越,孜孜不倦地为实现愿景而付诸全力,用真心赢得患者,用实力留住患者,不断增加业务量,扩大市场占有份额,提升医院综合实力,着力构建以"服务""技术""文化"为主要内涵的三个品牌支撑点。

首先,构建以人文关怀为特色的服务品牌。医学面对的是人,其首要特征是高度的人文性。医学只有秉持"以人为本"的宗旨,才能展露其本来的面目。因此,我们必须在充分尊重每一个个体的特定情况下,坚持"人本位"医疗,优化服务流程,提升服务水平,既要照顾患者的生理状况,又要充分考虑他们的心理需求,将人文关怀融入诊疗过程的每一个环节之中,向患者提供差异化的感动服务,使患者在面对病痛接受治疗时,能时刻感到被尊重、被关爱、被呵护。通过我们的服务,要让患者得到身心两方面的治疗和情感上的慰藉。

其次,构建以医疗技术为依托的技术品牌。医院是防病治病的场所,承担着保障人民群众身体健康的重要责任。医院所提供的医疗技术,其水平的高低,是患者最关心和最敏感的。因此,医院必须追求医疗技术的高质量、高效率和先进性,外科手术要微创化,内科治疗趋向外科化,诊疗措施追求无痛化,打造雄厚、独特且领先于其他竞争对手的医疗技术,做到"人无我有,人有我优,人优我精",做出自己的"拳头产品",培育自己的优势学科群,形成自己的特色和品牌。

再次,构建以先进文化为内涵的文化品牌。建设医院品牌离不开医院文化。医院文化是一个医院形象的体现,它包含物质文化、精神文化、制度文化等许多方面,代表了医院的价值观念、精神风貌、视觉形象、信誉度等多个层面,体现出医院独特的文化内涵。医院只有在"以病人为中心"的医疗实践中不断积累,不断升华,才能形成自己的先进文化。这种文化,只有蕴含了患者至上、大医精诚、医者仁心、关爱无限的精神内涵,才能成为可以被社会认可的医院文化品牌。

明确了构建人性化服务、高超技术和先进文化为三大支撑点的品牌战略后,我们就基本梳理出了"品牌立院"的思路。围绕这三个支撑点,我们整合现有资源,充分挖掘潜力,在"品牌立院"的前行之路上,扎实地迈出了第一步。路行千里,非瞬时之功。我们深知,医院品牌不是一蹴而就的,而是需要经过长年累月的积累才能逐步形成和完善。接下来,我们还有很长的路要走,前进的路上,没有最好,只有更好,这就需要我们全力以赴,不懈努力。

提供以人文关怀为特色的优质医疗服务,是塑造医院品牌的重要一环,这是病人感受、认知医院的"窗口",是医院软环境建设的重要环节。培养医务人员正确的价值观,牢固树立"以病人为中心"的服务理念,真心承诺,用心服务,把病人当亲人,急病人所急,想病人所想,在与患者的交往中表现出礼貌、体贴、关心,对待患者永远诚实、尽责、可靠,这些都是我们创新服务内涵、打造优质品牌的基础性工作。

自去年3月全面搬入新综合大楼后,我们就高度重视以人文关怀为特色的服务品牌构建,全力打造优雅的诊疗环境,提供温馨的门诊、住院服务。宽敞明亮、整洁干净、秩序井然的门诊区域,使就诊者进入医院的第一感觉就非常好,缩短了从家庭到医院的心理、视觉和感觉距离。各楼层导医、分诊护士、志愿者解惑答疑、扶老携幼、代办各种手续的温馨服务,给患者以人文的关怀。清晰明了的标识标牌,门诊诊室二次叫号系统,一人一室的私密性就诊方式,为行走不便患者提供轮椅的人性化服务,窗口文明服务,取信于民的承诺服务等,让患者处处感受到人格、尊严自由化的释放。门诊 ATM 取款机的设置和住院处刷卡结账服务,24 小时急诊、方便门诊、无假日门诊、夜门诊的开设,电话预约、出院预约、诊间预约、网上预约等门诊预约服务,真正把"以病人为中心"的服务宗旨落实在行动上。

新综合大楼住院部各病区住院条件的极大改善,为患者提供了一个良好的住院环境。在硬件设施大幅度提升的同时,我们注重服务细节。医护人员对入住患者的热情接待和真诚的自我介绍,一张整洁的床铺,一次详细的入院介绍,床位医生和床位护士的连续性医疗服务,三级医生负责制的落实,针对不同病情的特殊饮食、健康教育与康复指导,人性化的亲情陪护,优质护理服务的不断深化,医患之间的深度沟通与交流,各病区医患温馨联系卡和科主任、护士长接待日的设立,使住院病人满意度不断提高,促进了医患和谐,加快了住院患者身体康复的速度。

在医疗服务中,我们注重服务环节的不断完善,把重点放在简化就医流程上。我们把检验、心电、超声、内镜等检查集中在门诊三楼同一个层面,为患者做医技检查提供了方便,节省了时间。我们按照建设规范独立设置了急诊科,挂号、收费、检验、诊疗等集中在同一个区域内,畅通绿色通道,实行"先诊疗后收费"的急重危病人接诊制度,为抢救病人生命赢得了宝贵的时间。我们将患者视为朋友,视为特别需要帮助的人,从教育入手,在全院范围内开展"学习马海德,大爱献人民"主题活动,用爱心、耐心、细心、责任心呵护患者,让人性化服务的暖流在白色圣殿涌动。

医疗服务是技术含量非常高的一项工作,优质的服务品牌,必须要有高超的医疗技术来支撑。提升医疗技术水平、打造技术品牌的核心是抓好医院学科建设,培养学科带头人、骨干人才和由优秀员工组成的服务团队,走技术创新之路,积极开展新技术,形成技术特色。在全面发展医院学科的同时,倾心打造重点专科,积极引进、开展新技术,添置高端医疗设备,不断提高技术含金量,塑造医疗技术的品牌形象,是树立医院品牌的重要因素。为此,我们制订了适合我院自身发展特点的学科建设规划,对医院全部临床、医技科室的学科建设情况进行全面评价,对各科室实施分层管理、项目管理及动态管理,积极筹措添置设备和人才引进资金,竭尽全力将医院学科建设不断向前推进。

分科越来越细,专业化程度越来越高,是综合性医院的发展趋势。通过吴医人近年来的不懈努力,我院原来的大内科、大外科、妇产科、儿科、骨科等都已按照三级医院专科设置的要求细分了各二级专科。在分科细化的同时,我们全力推进重点学科建设,遵循"集中优势,培植重点"的原则,将消化内科成功打造成我院继皮肤科之后的第二个苏州市重点临床专科,使其成为我院学科建设的又一个标杆。

在学科建设上,我们坚定不移地走发展之路,讲质量,讲速度。皮肤科与消化内科两个市级重点专科的特色打造,其一系列新技术、新项目的开展,对全院其他学科的建设与发展起到了很好的示范和推进作用。按照"院有重点,科有特色,人有专长"的发展战略,接下来我们将更加重视重点学科建设,完善重点学科发展规划,加大对下一周期新申报重点学科的综合性投入,在分配上给予倾斜,进一步加速重点学科的创建和发展,拓展医院的特色专科,提高医院的综合实力。

妇产科、小儿呼吸科、麻醉科和超声科是我院的传统优势科室,在社会上已经产生了一定的影响,要在下一轮学科建设中走在前面,积极开展新技术、新项目,在核心期刊上发表高质量的专业论文,科研项目力争获得市级科技进步奖,争创苏州市重点专科,打造品牌科室。心胸外科要进一步提升三、四级手术的质量并向微创化方向发展,普通外科和微创外科的发展方向是在大力提升微创技术的基础上尽早实现肝胆、胃肠等方向的学科重整,乳腺专业组要在乳腺钼靶、麦默通微创、乳癌根治的基础上做强做大直至成科,已有一定基础的肛肠专业组也应尽早独立成科,心血管内科要大力发展心脏介入技术,骨科要逐步开展关节镜诊疗技术,手足外科要全面开展断指再植技术,检验科要按照三级医院标准推进学科建设,放射科要更多地开展各类介入技术,病理科要尽早独立开展术中快速病理诊断技术,药剂科要加速临床药师工作的进程……其他学科也要加快发展步伐,提升学科水平,积极向重点专科靠拢。

要构建优质的技术品牌,必须加强科研工作。在强化学科建设的同时,我们要不断创新医疗技术,加大科研经费投入,完善科研激励,积极申报课题，争取各类科研基金，开展科研成果转化，根据医院所承担的责任、病人需求、医疗设备和人才状况，确定科研课题，以“源于临床，服务临床”作为医院技术创新的指导思想，加强基础的，争创最新的，做出自己的特色，注重把基础与临床、技术与设备有机结合起来，在学术思想、方法、手段上大胆创新，走出一条勇于创新、善于吸收、转化及时、协调发展的技术创新之路。

与学科建设配套跟进的是我院《“十二五”发展规划》中的“百名人才计划”。我们以“人才强院”的理念和海纳百川的情怀广纳天下人才，以灵活的人才流动机制从三级医院引进心胸外科、心血管内科和新生儿科等专科的学科带头人，同时引进了一批副主任医师以上职称的骨干人才和一大批临床硕士研究生、护理本科生，人才队伍日益壮大，为建设高品质的优势学科打下了扎实基础。

过去十多年，我院长期得不到发展，与兄弟医院之间的距离越来越大，主要原因就是学科建设的滞后、人才的缺乏和技术品牌的缺失。而今，我院学科细化，打造重点专科与特色技术的发展战略已经确立，瓶颈已经打破。下一步，我们将调配足够的资源来支撑学科发展，进一步加大引进和培养人才的力度，引入高级人才，培养新兴人才，力图在学科建设上能有更大的突破，形成一批优势学科群，以此来打造更多的优质学科品牌。

构建以先进文化为内涵的文化品牌，走“文化建院”之路，是我院建院以来就高度重视的一项内容。二十多年来，我们坚持高起点，以人为本，追求卓越，科学谋划医院文化的内涵建设，明确公立医院为民惠民、服务大众的办医方向，坚持用先进文化教育人、塑造人、鼓舞人，用文化来凝聚人心，取得了一定的成效。全院职工牢记“以病人为中心”的服务宗旨，团结奋进，锐意进取，关爱生命，无私奉献。在医疗服务中，我们以精湛的技术为基础，以优质的服务为载体，救死扶伤，真情付出。我们尊重病人的人格与权利，带着感情下病房，想着病人开处方，常将人病当己病，常将他心比我心。我们用爱心传递生命，医患同心，真情互动，用我们的热心、关心、细心、耐心，让病人舒心、放心、安心、欢心。而今，“团结，开拓,奉献"的医院精神,"服务必规范,质量是生命"的核心理念,"一切以患者为中心"的医师、护士精神,"心手相连,关爱无限"的志愿者口号,"群众满意、职工满意、政府满意的人文医院"的医院愿景,院歌《与红十字同行》所倡导的"人道,博爱,奉献"的红十字精神,已经深入人心,成为引领医院健康发展的强大精神动力。

"问渠哪得清如许,为有源头活水来。"在全体吴医人的不懈努力下,我们在"品牌立院"的前行之路上迈出了可喜的第一步。有了开始,就有了加速的动力与梦想。在未来的日子里,我们将根据医院优质品牌三要素,科学地将服务品牌、技术品牌与文化品牌由点及面、由面到体地予以深化,以人为本塑造"吴医"品牌,让它们彼此呼应,共同提升,真正将其整合成我院为民惠民、服务患者、保障人民群众身体健康的"一流品牌"。我们将不断改革创新,成长壮大,升华品牌形象,打造医院核心竞争力。为了"吴医"品牌,我们努力,我们付出,我们流汗。我们的前行之路,很长;我们的前行之路,很远;我们的前行之路,很亮。

我们生逢盛世,赶上了搬入新综合大楼、医院快速发展的大时代。在这个瞬息万变的年代,虽然前路漫漫,或充满艰辛与坎坷,但向着希望与梦想的霞光,我们奋力前行,把自己的人生和医院的嬗变、进步与发展完全融汇在一起。在这个艰辛与重压、光荣与梦想、希冀与荣耀并存的历史时刻,我们坚信我们前程似锦。让我们以品牌战略的实施为契机,升华理念,励精图治,精诚敬业,大胆创新,全面提升医疗技术水平和服务水平,倾心打造"吴医"品牌,以一流的品牌铸就一流的竞争力,以一流的竞争力创造一流的业绩,促进医院全面快速发展,把吴中人民医院建设成医疗服务温馨、医疗技术精湛、医院文化先进的一流医院,使"吴医"品牌真正成为人民群众心中永远的牵挂。

(2014 年 7 月)

医道与人文

——《医之魂》后记

一

2009 年 12 月 19 至 20 日，卫生部新闻宣传中心、中华预防医学会、中国医院协会、中国医师协会、健康报社等单位在北京卫生部报告厅联合举办了首届"医道与人文"主题论坛，我有幸参加了这次论坛。

此次论坛围绕如何诠释医道与人文内涵，如何弘扬医学人文精神，如何提高广大医务人员的医德修养，如何提高医院的人文管理水平，如何促进卫生事业的科学、和谐发展等议题进行了广泛探讨，邀请了北京大学、清华大学相关领域的专家及国内负有盛名的医疗行业专家做主题发言。

这是我第一次参加有关医学人文的学术会议。我仔细聆听了以下名家的精彩演讲：

北京朝阳医院院长王辰的《医务人员之间相互维护之道》；

清华大学人文社科院院长李强的《人文精神与医德、医道》；

北京大学医学人文研究院院长张大庆的《追寻医学的人文价值》；

海南血液中心主任杨向萍的《充分适应我们的时代》；

河南驼人集团总裁王国胜的《医道进步标志着人文进步》；

……

一位位专家学者的精彩演讲，以人文精神荡涤着头脑，极度浓缩的人文观汹涌地奔入心底，令我思绪起伏，感慨万千。自从人类文明诞生那天起，"医术"就随之萌生。自从医生成为一门职业起，就肩负着帮助病人战胜疾病这一自然过程的神圣使命，附加了远远超过职业本身的道德内涵。

　　我们伟大的中华民族，历史悠久，文化昌盛，有着深厚的人文传统。从古至今，无数先贤今哲怀着博大的理想，在医药学领域探寻真理，在救死扶伤的医疗实践中造福民众。而今，无论是我们为之奉献的卫生事业，还是我们自己，都不是孤立的，因为我们生活在一片人文的沃土上。

二

　　当前，医学科学发展迅猛。我们在短短一百多年中，医疗技术水平快速提高。新设备、新技术、新方法的不断推出，新的药物不断问世，革命性的成果接踵而至，令我们目不暇接，欣喜不已，仿佛许多复杂的医学问题即将迎刃而解。

　　然而事与愿违，新方法的临床治愈率往往与预想的相去甚远，高端的设备、高耸的大楼和宽敞的诊疗区域并没有令患者感到满意……生物学医学模式的盛行，局部治疗与整体治疗的脱节，医院市场化运作所导致的过度逐利行为，部分医务人员医德滑坡和医学人文精神的缺失，导致了当前医患关系的日趋紧张，医学的神圣光环已日渐暗淡。

　　现代医学之路仿佛越走越窄，越走越难了。现代医学要走出困境，除了体制机制上的改革，更重要的是我们必须摒弃技术至上、唯技术是从、轻医德修养、轻人文精神的所谓现代医疗头脑，否则，那才是禁锢医学发挥最大效能的瓶颈。

　　行医不仅仅医病，更要医人、医心，医务人员的医德修养和人文关怀在这一过程中举足轻重。千百年来，医者就是靠着医德修养和由此取得的信任而延续自己的职业的。从道德的层面要求，医生要有自我牺牲的精神、纯洁的心灵、坚强的意志、清醒的头脑、高尚的医德和整洁的身体。医学服务的直接对象是一个个个体，作为一名"医病、医身、医心"的医生，其社会形象直接关系到病人是否会信赖于己。只有心存悲悯、关爱患者、以道德规范行为的医者，才能得到患者的尊敬和信赖，才可以被真正尊称为"医生"。

　　尼采说："人类的生命，并不能以时间长短来衡量，心中充满爱时，刹那即永恒。"

医学是爱,刹那之爱,永恒之爱。离开了爱,医学将分文不值。

医学讲究医道,医学呼唤人文!

三

医道者,医学道德,行医之道也,在中国传统文化中有着最集中的体现。在浩瀚的中华文化经典中,医道始终独立而鲜活地存在着。一方面,道以医显;另一方面,从医入道。医乃仁术,医者仁心,早已是医学和医务工作者在人民群众心目中固化了的印象。

与"医道"相对应的"人文",坚持以人为本,张扬个性,揭示人性的真善美,唤起人的生命激情,引发创造的天赋,发掘生命潜能的精神。

在欧洲历史上,人文主义是 14 至 16 世纪较中世纪封建思想更为先进的新思潮。那个时代属于欧洲的文艺复兴时期,新兴资产阶级反封建的社会思潮成为资产阶级人道主义的最初形式。这一场轰轰烈烈的人文主义运动,肯定了人性和人的价值,要求人的个性得到解放和享受自由平等,以人尤其是个人的兴趣、价值观和尊严作为出发点,推崇人的感性经验和理性思维。

人文是爱,是关心,是呵护,是真挚的情感,是生命的勃发。感悟历史,阐发医道,我们畅想华夏民族的文艺复兴,期待医学人文精神的大力弘扬。

四

现代社会强调医学的二重性,即"技术"和"人道"两个要素。如果一个医生只讲"技术",把医学当成物理学或生物学,把治疗对象当成"物",则失去了"人性"。"医道与人文"是治病救人之道,治病是手段,救人才是目的。可事实上,临床看病,每见到有"不仁"之处,都值得我们深深地思考。

一位女性癌症患者害怕化疗会掉头发,医生训斥道:"是头发重要还是生命重要?"听起来,医生有理,但病人会感到这位医生只会看病,却不懂"人格"和"人性"。事实上,在年轻女性看来,很多人会把头发看得比生命更重要。

另外一个案例是,一位年轻的乳腺癌患者做手术切除了乳房,放疗、化疗使她面黄肌瘦、头发脱落。医生对治疗结果很满意,因为消灭了癌组织,在学术上得了满分。但病人出院后面对自己面目全非的形象,产生了自杀的念头。这便出现了"治病不救人"的偏差。

如今医学模式已转变为"生物—心理—社会"新模式,可临床工作中医生遵循这一新模式的还很少。新医学模式要求医生要懂得心理、社会,要同情病人,会抚平患者的精神创伤,从仁者爱人的感情出发。上述案例中,医生应该设身处地换位思考,耐心向病人解释头发掉了可以临时用假发,之后还会再长出来的,让病人树立信心,在施"仁术"中维护和提高患者的生活质量,使患者在躯体和精神上都能得到康复。

五

有关新医学模式和医学人文修养,我在南京医科大学就读医院管理的时候,曾经听老师讲过这样一个案例,它一直令我感动至今。

老张是个公务员,就就业业工作了大半辈子,始终还是个科员。最近,一个年轻人提了副科长,老张很不好受。渐渐地,他得了轻微的忧郁症,住进了医院。

一天夜里,老张躺在病床上,越来越想不通,他起身来到窗前,眺望着星空,慢慢地,他的一只脚跨上了窗台。就在这时,一只手拉住了他的胳膊,一个轻柔的声音在他的耳边响起:"张伯伯,快回床上睡觉去吧,很晚了。"

老张回过头来,看见的是一双美丽的大眼睛,是护士小陈。原来,小陈一直在关注着老张,今天见他情绪不佳,更是时刻关注着他的举动。

小陈扶老张回到了床上,陪他聊了一会儿,直到他静静地睡去。

此后,每天晚上,小陈都会来到老张的病床边,和老张聊会儿,然后等他静静地睡了,才离去。

不久，老张出院了。离别时，他拉着小陈的手，动情地说："小陈姑娘，谢谢你，你不但让我的身体得到了康复，解开了我心中的结，还顾及了我的脸面，让我可以体面地回到岗位上去，是你的爱心，你的人文情怀，给了我人生的第二个春天，谢谢！"

六

要接近理想的医道，离不开医德的修炼和人文素养的提高。

康德说："世界上最使人惊奇和敬畏的两样东西，就是头上的星空和心中的道德。"

作为现代医生，我们的目标应该是把自己塑造成医学家，而非医匠。要成就这一理想，被患者爱戴，就必须不断提升心中的医德情怀。医学是有温度的，没有温度的医学，不是真正的医学。要做一个好医生，接近大医的境界，首先要自己有温度，只有这样才能给患者传递暖暖的温情。医术是一切技术中最美和最高尚的，但不是冰冷的，其中应该注入我们良心的温暖。

一个好医生，除了技术出众外，还须具有仁爱之心和怜悯之情，具有慈悲为怀和以人为本的胸怀。他的成长过程至少包含了以下两个方面：一是医疗技术的不断学习和提高，通过不懈的努力，使得技艺日臻化境；二是道德的自我净化，以敬畏、悲悯之心固守道德的底线，不断提升道德修养，追求理想的人格和优雅的人生。

医学是人学，具有特殊的属性。世俗的生活可以躲避崇高、远离人文，医学不可以；人们对医学的热望不允许医学随波逐流、走下圣洁的殿堂。其他许多职业可以以利润为第一要义，以金钱为第一动力，医学不可以；人类生命的价值不允许医学抛弃责任，混迹于喧嚣的市场。

"医道与人文"集中体现在对患者的同情之心、怜悯之心和关爱之心上，体现在无论何种情况下患者的生命高于一切。可是当前，一些医务人员见病不见人，对患者语言生冷，态度冷漠，不负责任，让病人感到很伤心。究其原因，这与长期以来我们不重视医德与医学人文教育，导致一部分医务人员医德滑坡和人文精神缺乏有很大的关系。

现在,已到了给广大医务人员补上"医道与人文"这一堂课的时候了。

七

医德是医务人员的立身之本。医德医风是医疗行业的灵魂。

古今中外,在探索医药真谛、治病救人的医疗实践中,出现过数不胜数的苍生大医和医德典范,他们无不遵循医道天德的古训,倡扬医学人文精神,心系患者,济世为怀,竖起了一面面德艺双馨的旗帜,为世人和业内外所传颂。

从远古的神农,到清代的叶天士;从协和的林巧稚,到同济的裘法祖;从抗击非典的叶欣,到百姓心中好医生赵雪芳;从人道主义女性格兰丁,到国际主义战士白求恩;从身残志坚的芬森,到非洲之子施韦泽……这一位位苍生大医,这一个个医德典范,将医学演绎成人世间至善至美的仁术,使其闪耀出美丽无比的人性光芒。

古希腊的希波克拉底是西方医学的缔造者,不仅创立了医学体系,还确立了医学道德规范。著名的《希波克拉底誓言》就是他留给后世的道德遗产,成为西方众多医学院毕业典礼上的宣誓词,被医学界推崇至今。

中国唐代的孙思邈是古今中外医德医术堪称一流的名家,他在《大医精诚》中对医德的强调,对后世医者产生了深远的影响。《大医精诚》作为"东方的希波克拉底誓言",已经成了一面每一位医务人员都应该用心观照的镜子。

从北京参加完"医道与人文"主题论坛归来,我便不停地思考"医之魂"这个问题。医之魂,德也。在大力提倡医德医风的今天,加强医务人员的医德教育,加强人文建设,广泛宣传古今中外医德典范、希波克拉底誓言和大医精诚,帮助医务人员通过学习先进,树立正确的人生观、世界观和价值观,敬畏生命,懂得感恩,自豪于救死扶伤的神圣,自觉坚持"以病人为中心"的服务宗旨,主动遵守医德规范,对于提升医务人员的综合素质,改善医患关系,促进医疗卫生事业健康快速可持续的发展,一定大有裨益。

于是，近年来，我在院内外讲课和给新进人员做岗前培训时，有意识地加入了"医道与人文"的内容。随着相关资料的日积月累，内涵的日趋丰富，我产生了将其编撰成书的想法，希望它能够成为一本广大医务人员在工作之余的医学人文读本。

在领导的关心下，在同事们的鼓励下，通过六个多月的整理、修改、完善，终于将书稿集结成册，交由苏州大学出版社正式出版。在此过程中，得到了原天津医科大学党委书记崔以泰先生、原苏州市作家协会副主席钦志新先生、江苏省文联秘书长郑必厚先生、苏州市吴中区卫生局副局长王金海先生、集邮漫画家任立忠先生的倾情帮助。苏州市卫生局局长张月林先生在百忙之中挤出时间仔细阅读了书稿，对本书加以肯定，并热情作序，给了我巨大的鼓励。

书籍编辑整理过程中，翟瀚、蔡宏华、吴桢、陈竹梅、濮伟勤、崔崇富、方敏、李群、沙费、徐琛、邹悦等同事放弃休息时间，为本书编排、校对等工作付出了大量的心血，在此表示衷心感谢。需要特别说明的是，由于信息量的不足，为了更加准确、详细地反映古今中外的医德故事，参考了报刊、网络上的一些资料进行整理加工，由于原作者地址不详，无法事先征得同意和注明出处，在此向原作者表示歉意和感谢。因水平有限，本书在谋篇布局、文字表述等方面还不成熟，内容上也存在许多不足之处，热切期望广大读者朋友不吝斧正。

由于白天工作繁忙，本书的编著过程主要利用周末和晚上的时间，因此这半年来十分劳累。然而，书中一位位人物的感人事迹，一次又一次给了我用心将书写好的力量。而今，书稿已送出版社，我感到一阵轻松，总算为当今医学界写了一点有关医学人文的文字，对自己从事的医疗职业有了一个交代。热切期望本书出版后，能够被广大医务工作者接受，成为大家书桌案头的一本医学人文参考读物。期望通过阅读本书，大家能够坚定医学人文信仰，提升理念，振奋精神，进一步认识到我们所从事职业的神圣、崇高和伟大，用丰厚的人文情怀来对待我们的服务对象，把更好的人性化医疗服务献给我们的患者，为中国医疗卫生事业的健康发展提供一些正能量。

我们完全有理由相信,随着医药卫生体制改革的不断深入,医学科学的进步和医学人文价值的回归,医务人员的综合素质与道德境界必将得到不断的提升,医学作为一门人学的暖暖的温度必将在白色圣殿里弥漫。医学终将进入超凡脱俗的人文境界,这是人类文化千年的期许,更是广大人民群众热切的渴盼。

八

医道无疆,人文无价,你我携手,共同进步——与各位同道共勉!

(2014 年 10 月)

日内瓦宣言
——践行医师职业精神

　　准许我进入医业时：我郑重地保证自己要奉献一切为人类服务。

　　我将要给我的师长应有的崇敬及感激；我将要凭我的良心和尊严从事医业；病人的健康应为我的首要的顾念；我将要尊重病人所交给我的秘密，即使是在病人死去之后；我将要尽我的力量维护医业的荣誉和高尚的传统；我的同行应视为我的手足。

　　我将不容许年龄、疾病或残疾、信仰、民族、性别、国籍、政见、人种、性取向、社会地位或其他因素的考虑介于我的职责和我的病人之间；我将要尽可能地维护人的生命，自从受胎时起；即使在威胁之下，我将不运用我的医学知识去违反人道。

　　我郑重地、自主地并且以我的人格宣誓以上的约定。

——日内瓦宣言

　　1948 年，在第二次世界大战结束、反法西斯战争取得重大胜利的大背景下，尤其是在法西斯医生的滔天罪行被揭露之后，社会公众对医生职业道德的重要性和特殊性有了全新的认识，迫切需要在世界范围内建立一种医师职业精神之准绳。世界医学协会在日内瓦召开会议，结合当时的形势和医务界的现状，经过认真讨论，在希波克拉底誓言的基础上，制定了国际医务人员的道德规范——日内瓦宣言。日内瓦宣言的内容虽简明扼要，却高度概括了医师的职业精神。1968 年、1983 年、1994 年、2005 年、2006 年，世界医学协会又对此宣言进行了五次修正。以上为第五次修正后的日内瓦宣言。

　　日内瓦宣言作为医师职业精神之体现，以与时俱进的态度在希波克拉底誓言的基础上对医德要求做了完善。宣言主张医生和病人的关系应基于人道，告诫医者要用良心、爱心和责任心去从事救死扶伤的医疗职业，尽可能地维护人的生命；要竭尽全力为人道主义贡献一生，而绝不运用自己的医学知识去违反人道。这两个"要"字下面的内涵，应该成为医者对生命的庄严承诺。医学应该敬畏生命、呵护生命，成为一门最富人文关怀和人性温暖的科学。才不近仙者不可为医，德不近佛者不可为医。在现今医患关系紧张、行业事故频发、急需道德责任的浮躁社会里，重温日内瓦宣言，努力践行医师职业精神，将是我们缓解医患矛盾、构建和谐医患关系、促进医学健康发展的必由之路。

　　日内瓦宣言把患者的健康作为首要的顾念，道出了医者所肩负的维护人类健康的神圣使命。作为维护生命健康的白衣人，我们要凭着良心和尊严从事医业，奉献自己的一切为人类服务，坚持医业光荣而崇高的传统职业道德，把规范、有序的医疗行为融入日常工作之中，并在每一个细节中完美呈现。宣言把古希腊璀璨的文明医花移植到日新月异的现代医学之中，作为医师职业精神之体现，对全体医务人员起到了自勉、制约、激励和鼓舞的重要作用。

　　"准许我进入医业时：我郑重地保证自己要奉献一切为人类服务……"诵读这铿锵宣言，我们每一个医务人员无不为之激动。是的，每一个在寂静病房里点灯熬油的漫漫长夜可以作证，每一个在无影灯下不知疲倦的忙碌身影可以作证，为了病人的生命健康，我们在不懈努力，在无私奉献。我们敬畏生命，崇尚医德，一切以病人为中心，将病人的利益放在首位，保守病人的秘密，不做伤害病人的事，哪怕自己的利益受到威胁……

　　医生是一个负有救死扶伤特殊使命的职业，也是古往今来多少文人志士为之讴歌的职业。这个职业的工作对象是人，是有着复杂生理和心理需求的社会的人。医学的这种特殊性，要求医生的工作不能出现差错，因为生命只有一次，医疗工作中哪怕再细小的差错，都有可能造成不可挽回的后果。因此，面对每一个病人，医生都必须谨小慎微，如履薄冰、如临深渊。我们只有将医生的职业升华为神圣的使命,对生命充满敬畏之情,对人类的健康充分承担起责任,才能真正在我们的医疗工作中,将差错降到最低,最大限度地保护病人的利益,做到"尽可能地维护人的生命"的承诺。

从医过程中,社会在不断地变迁,我们一路走来,经历了医患关系从高峰向低谷滑落的无奈和伤心,可以说是在鲜花和荆棘丛中走过。我们有过安慰,有过落泪,甚至还有心中悲凉的时候。对于病人,尤其是初诊病人满怀狐疑的眼神,我们产生过太多的遗憾和太多的悲伤。不管什么原因,本应同舟共济、紧密合作抗击病魔的医患双方,而今变成相互猜疑、暗自戒备的医患对立,作为医生我们应该特别理性,不要再去埋怨和消极了。面对委屈,我们可以极端地选择"不做医生"了,但是我们没有办法选择"不做病人"了。作为文明社会的一员,我们的一生中,从宣告诞生的那一声"啼哭"到灯枯油尽的悄然"离去",有谁不跟医生打交道? 社会需要医生! 既然无可回避,不如坦然面对,努力践行"要奉献一切为人类服务"的职业精神。作为肩负救死扶伤神圣使命的白衣使者,我们要担当起医患和谐这个重大的社会责任,在化解医患矛盾中,做那个率先伸出手去的人吧!

"病人的健康应为我的首要的顾念",这是医师职业精神之精髓。病人踏进医院坐到诊室里,我们面对病人感受到的是肩上沉甸甸的责任。病人找到医生,寻求的是对生理和心理问题的帮助。作为医生要感同身受,"见彼苦恼,如己有之"。医者只有具备感同身受之心和悲天悯人之情,才能真正去替患者的利益着想。要维护患者的利益,为其解除身心的病痛,光有爱心是不够的,还要有精湛的医术来支撑。因此,只有努力提升医生个人的专业能力和技术水平,才能避免心有余而力不足的尴尬局面,才能最大限度地帮助患者解决健康问题。也许不同医生的能力大小不一样,医术水平也有高低,但只要有了将病人利益置于首位的职业精神,就有了努力学习、不断提升专业技能、呵护生命、维护医业荣誉的动力。

将病人的利益放在首位,是我们赢得患者信任的关键一步。患者将健康和性命托付给我们,这是何等的信任。作为医生,对患者的这种信任必须报以最大限度的尊重。因此,对于每一个病人,我们都要全力以赴,去治疗,去帮助,去安慰。由于职业的原因,医生需要了解病人的许多情况,甚至需要知晓病人一些不能对亲人和爱人谈论的隐私。宣言要医生尊重病人交给的秘密,即使在病人死去之后。作为医生,我们不能与无关人员谈论病人的病情,不去翻阅非自己管理病人的医疗文件。保护患者的隐私,既受法律保护,也应该成为医生的职业自觉。

医生应该将同行视为自己的手足,而不应该去诋毁同行。这是因为,即使在医学技术高度发达的今天,诊疗环节仍然有主观判断的成分存在。有主观因素就意味着不同医生可能会有不同的判断,对同一个病人同行之间出现不同的诊断结果和治疗方案也就在所难免。患者到不同的城市、不同的医院找不同的医生就医,也是为了寻求更好的帮助,这个过程客观上让医生多了一个与同行相互交流的机会。同行诊治过的病人可能转到自己的手上,自己诊治过的病人也可能会转到同行的手上。接受同行的理性建议是学术水平提升的必要,但是随意的批评是不可以的,诋毁同行更加要不得,这既有违社会道德,也与医学的理性背道而驰。贬低别人并不能抬高自己,只有尊重同行才能赢得病人的尊重。我国传统医学讲究医者仁心,对病人要感同身受,对同行要相互维护和帮助,通过努力共同来提升行业的整体水平,而不是为了一己的名利去诋毁别人。

医生对病人应该一视同仁,公正对待。公正就像一架天平,衡量着医德的高低。日内瓦宣言提出要不论"年龄、疾病或残疾、信仰、民族、性别、国籍、政见、人种、性取向、社会地位或其他因素",对病人的利益一视同仁,这既是社会公正的要求,也是正确处理医患关系的需要。医患信任是建立在相互坦诚的基础上的。试想,如果患者的年龄、信仰、长相、贫富、社会地位等成为医生不公平对待的理由,那么如何让患者对医生产生信任?对病人一视同仁,要求医生对每一个病人都视为在人格上相互平等的人,尊重每一个病人。在西方宗教信仰里,每一个人都被看作是上帝的孩子,都要给予同样的呵护和爱。同样地,医生要将每一个病人看作是同样需要照顾和关怀的人,眼睛里不但看到疾病,更要看到"人",看到他们的精神需求。特鲁多医生认为,医学更多的是对病人的安慰。一视同仁对待病人,本身就是一种安慰。

希波克拉底认为,医学的底线是不伤害。确实,病人不但是医生职业成长的必需载体,还是医生安身立命的基础。作为医生,我们不能忘记宣言中的铮铮誓言:"即使在威胁之下,我将不运用我的医学知识去违反人道。"医学是一个没有"如果"和不可以推倒重来的科学,也是一个没有假设的职业。饱受病痛折磨的病人,在面对多个治疗方案选择的时候,囿于专业知识,他们的自主选择权实际上并不大,这就赋予了医生更大的责任和风险。每一个医生,主观上都是从病人的最大利益出发为病人选择治疗方案的,但是人体的复杂性和外部原因的多样性,导致客观上不是每一个病人都能得到最好的治疗效果。事实上,每一个有良知的医生,都在承受着巨大的心理压力,每当治疗效果不如预期的理想,他们心中就会反思,甚至会责备自己,为病人考虑得更周全一点、自己再努力一点多好啊!明知每一种方案都有风险,还是秉着病人利益最大化、伤害最小化的原则,悉心治疗、认真对待。几乎所有的医生都回避病人家属要求的结果保证,但是他们的心里实际上是一再地保证,努力、努力、再努力,为了病人的健康!

令人十分遗憾的是,由于传统和体制的关系,今天以疾病为本位的医疗模式(病本位)和以赢利为目的的医疗模式(利本位)已深深植根于我国的医疗行业之中,由此带来的是技术主义、消费主义的盛行。这两种医疗模式,使现代医学偏离了正确的轨道,彻底背离了日内瓦宣言所要求的医师职业精神,离以人为本的医疗规律越来越远。而今,医学的发展已到了亟需哲学关照和理性定位的时候了。当我们的利益和病人的利益发生冲突的时候,我们必须仔细考虑该怎样选择,必须时刻牢记我们诵读日内瓦宣言时的庄严承诺:"我郑重地保证自己要奉献一切为人类服务。"

医学是人学,属于人道的皇冠职业。世俗的生活可以躲避崇高、远离人文,医学不可以。人类生命的价值和人们对生命的热望,不允许医学走下圣洁的殿堂,随波逐流。健康所系、性命相托的神圣宣誓,不允许医学抛弃责任,混迹于喧嚣的市场。面对不如意的医疗环境,我们要重视医务人员职业精神的培养,给医学以人间情感的滋润,最大限度地满足疾病治疗过程中病人在情感、心理、功能等方面的个性化需求,构建健康和谐的医患关系。医学道德与人文是医生的精神家园,患者利益至上是人本位医疗的灵魂。日内瓦宣言要求医务人员所遵循的道德规范和职业精神,应该成为我们医疗行业和医务人员的行进方向。

让我们重温日内瓦宣言,努力践行医师职业精神,面对时代的呼唤,为医学进步和人类健康做出更大的贡献!

(2014 年 12 月)

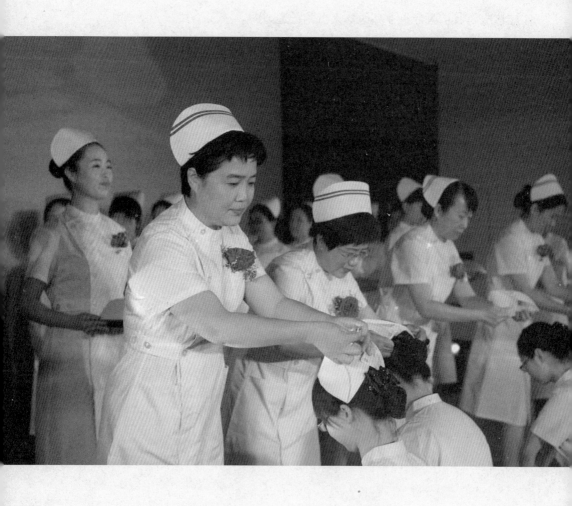

2015

抓学科　重文化　求实效　促发展

刚刚过去的 2014 年,是我们狠抓医疗质量,注重服务品牌,凝心聚力、快速发展的一年。去年年初,我们确定了"医疗质量管理年"的年度规划,全院职工团结协作,积极进取,奋力拼搏,在提高医疗质量、促进学科发展、改善就医环境、提升服务水平、优化服务流程、推动行风建设等方面,出色地完成了全年的工作,为我院的进一步发展打下了坚实的基础。

主要业务指标完成情况

2014 年,医院全年收入 3. 61 亿元,业务收入比去年同期递增 22%;门急诊总量 765540 人次,比去年同期递增 15.19%;出院病人 22256 人次,比去年同期递增 23.86%;病床使用率 108%,比去年同期递增 15%;住院手术例数 5737 台,比去年同期递增 18.9%;新生儿出生人数 4569人,比去年同期递增 39. 86%;平均住院日 7.7 天,比去年同期下降0.1%;药占比 44.8%,比去年同期下降 3.1%。

全面贯彻落实党的十八大精神,开创医院党务工作新局面

院党委按照"照镜子、正衣冠、洗洗澡、治治病"的总要求,深入自查,边查边改。邀请市委党校方伟教授来院讲大党课,营造浓郁的舆论氛围。各病区召开工休座谈会,护理部推出护士长深度访谈制度,门诊部设立值班主任接待制度,回访中心开展出院患者满意度调查,通过各种途径征求服务对象对医院工作的意见。活动期间共征集服务对象意见 84 条,都已整改落实。党的群众路线教育实践活动的开展,使我院党员干部受到了深刻的教育,全院职工受到了鼓舞,有力地促进了医疗质量的提高和服务水平的提升。

紧紧围绕"医疗质量管理年",脚踏实地开展工作

积极开展"医疗质量管理年"活动,完善临床路径管理,提升医疗服务质量。定期开展各种质控活动,包括病历质量控制、诊疗规范督查、重点病人管理、合理用药检查、临床路径管理等,取得了一定的成效。通过实行信息化临床路径管理,共有 42 个病种进入临床路径,每个临床二级专科均有临床路径病种。全年共完成临床路径病例 1496 例,较上一年度增加 57.12%。通过临床路径管理,规范了医疗行为,提高了医疗质量和医务人员的工作效率,保证了患者安全。在去年苏州市卫生局对全市二级综合医院临床路径的专项检查中,我院排名第三。

加强药品管理,提高合理用药水平。抗菌药物管理是医院药品管理的重点,医务科每月通过抗菌药物使用量、科室及医生个人使用量排名、公示等措施,通过处方、医嘱点评,通过暂停使用排名第一的抗菌药物,通过对抗菌药物使用不合理医师进行诫勉谈话,通过对抗菌药物使用超标科室进行绩效考核处罚等措施,使我院的抗菌药物使用情况较前几年有了明显改善。2014 年我院住院患者抗菌药物使用率为 59%,门诊使用率为 25%,较前有显著下降。去年 7 月苏州市卫生局对全市 8 家综合医院进行抗菌药物专项检查,我院排名第三。

关注重点患者,以临床科室为中心,服务于临床第一线。医务科每周巡视病区,关注重点病人,组织危重病例、疑难病例讨论。凡是接到临床科室上报的重点病人,医务科在第一时间进行巡视、沟通,并及时组织院内或院外专家进行会诊,制订治疗计划,提高了抢救成功率,防止了部分纠纷的发生。制定多学科联合诊治疑难病例管理制度、ICU 危重患者多科室联合查房制度等多项制度,明确了 ICU 危重患者由 ICU 医生负责患者生命体征维持,专科医生负责专科疾病治疗。这些新举措的实施,对于进一步提高危重患者的抢救成功率起到了很好的促进作用。

优化护理流程,确保护理服务质量稳步提高

全面加强护理质量控制,加大护理安全管理力度,针对《患者安全十

大目标》进行隐患排查,重点对患者识别、手术核对、高危药物管理等具体环节的防范措施进行落实。鼓励护理不良事件主动报告,开展护理不良事件分析、预警监测与提示。同时,倡导标识文化,制作并张贴预防跌倒提示牌及告知书、引流管路标识等,加强安全防范意识。

推出护士长深度访谈制度,各科室进行护理举措创新。儿科在病房内悬挂"防蚊草",防止住院小患者被蚊虫叮咬;十五病区改良冰袋,将酒精配入水中降低冰点,使"硬"冰袋变成"软"冰袋;产科推出母婴床旁护理,护士到产妇床边为新生儿沐浴、抚触,并在门诊开设婴儿水疗中心;门诊一站式服务大厅增加免费测量血压、孕妇集中抽血、门诊手术室365天全年开放等服务。患者对护理工作满意度不断提升。

专科护理服务内涵不断深化,护理程序应用能力不断提高,先后成立了急诊急救护理小组、危重症护理小组、静疗护理小组、导管护理小组、防栓护理小组、母婴护理小组、伤口造口压疮护理小组、糖尿病专科护理小组、疼痛专科护理小组、手术室专科护理小组等10个专科护理小组,以点带面,推动专科护理发展。同时,制订护理分层培训计划,在职教育覆盖率达100%。2014年有两个护理课题进入院级立项,并申报了区科技立项,开创了我院护理科研工作的新篇章。

加强学科建设,积极开展新技术、新项目,努力打造更多的市级重点专科

继消化内科成功创建成苏州市重点专科后,超声科、妇产科、儿科、麻醉科、心内科、ICU等努力打造下一批市级重点专科。2014年,消化内科的早癌发现率进一步提高,在全市范围内第二家开展小肠镜技术,无痛内镜比例进一步提高,内镜下各项诊疗技术日趋完善。

消化内科的《胃癌早期诊断策略的临床应用与研究》和儿科的《儿童难治性肺炎支原体肺炎23SrRNA基因位点突变特性及临床意义的研究》被苏州市科技局列为市级指导性计划项目。另外,与苏州卫生职业技术学院合作申报课题《Anti-CA Ⅸ修饰去甲斑蝥素靶向脂质体的制备及抗肿瘤研究》已在省卫生厅成功立项。

我院参与的教改课题《高职相关医学教育实践教学体系建设研究与实践》荣获省教学成果一等奖,教改课题《学院＋医院双元主体型医学影像技术专业建设研究与实践》已申报省卫生厅教学成果奖。骨科项目《多功能骨折复位导向钳临床应用与研究》成功申报苏州市"科教兴卫"青年科技项目。

加快推进信息化建设,临床服务能力迈上新台阶

思远医院随访系统上线,对不同患者在不同阶段进行定期和个性化的随访管理,使患者得到持续的关怀和合理的后续治疗,提高医院的医前、医后服务,同时方便医生对病人跟踪观察,掌握第一手资料进行统计分析、积累经验,有利于更好地为患者服务。

根据区疾控中心要求和慢病监测平台的接口要求,在门诊医生工作站、住院医生工作站可调用慢病报卡界面,填报慢病报卡相关信息,实现从院内上报的整体信息化流程。

依据区域医疗卫生数据中心提出的对我院业务运营统计分析的需求,采集医疗主营业务数据上传到卫生局区域数据中心,包括 HIS、LIS、体检、电子病历等系统所产生的业务数据,并且在此基础上统计分析得到绩效方面指标值。信息科积极配合各部门完成相关数据的查询、上报,完善相关报表。

加强医院文化建设,深化职工团队意识

为活跃医院职工的文体生活,2014 年 3 月我院举办了春季职工运动会。这次运动会是我院这个团结、和谐大家庭的一次盛会。通过各项比赛,大家展现自我,超越自我;展现出医院事情我关心、我参与,医院发展我在场、我见证;体现出大家的集体意识、竞争意识、团队意识与拼搏意识。

为扩大医院的宣传队伍和对外宣传效果,各科室选拔出 30 名通讯员组成新的新闻宣传通讯员队伍,全方位覆盖临床、护理、门诊、行政、后勤等各个科室。建立宣传网络,开通"掌上吴医"微信群。通过加强医院宣

传网络建设，进一步宣传医学领域的新知识、新技术，宣传我院的新变化、新成就，宣传科室或职工的先进事迹，共享个人临床经验、工作心得和生活乐趣，引导广大职工开阔眼界、增长见识、拓宽思维领域、提高业务水平。

在苏州大学出版社出版我院第一本医学人文读本《医之魂》，填补了国内医学人文读本的空白，为宣传医学人文精神做出了贡献，受到苏州市卫生局局长张月林先生的高度赞扬，被推荐为我市年轻医生岗前培训的参考读物，为将我院打造成国内一流的人文医院开了一个好头。

2014年医院各项工作有了长足进步，"医疗质量管理年"取得了丰硕成果。2015年，我院各项工作要进一步向前推进，继续抓好医疗质量管理与护理质量管理，全面提升医疗服务质量，提高服务能力，提升管理水平，保障患者安全。医院的业务要继续大发展，要顺应新医改药品零差价的大势，努力调整医院的收入结构，各项质控指标要进一步优化，医院各项工作均应跨上一个新台阶。

2015年，我们要进一步加大学科建设与发展的力度，积极开展新技术、新项目，努力提升学科品质，构建以医疗技术为依托的技术品牌，把学科建设作为医院发展的重要抓手来抓。为此，结合医院工作实际，我们将2015年定位为"学科建设发展年"，医院各项工作都要紧紧围绕"学科建设与发展"这个主题展开，把全面提升学科水平、构建以医疗技术为依托的技术品牌作为医院工作的主线来抓。

此次"学科建设发展年"活动，我们要强化职能部门和科室负责人（学科带头人）的管理意识、责任意识和创建意识，在现有消化内科、皮肤科等两个市级重点专科的基础上，最终再打造出几个新的市级重点专科，带出一批优势学科，新增一批二级学科。通过大力推进学科建设来提升医院的技术品牌，更好地为患者服务，扩大医院影响力，为创建三级医院打下坚实的基础。

对于吴中人民医院而言，不论过去和将来，我们真正的职责就是要使医院取得长足的发展，技术进一步提升，充分满足患者的医疗需求，更好地为人民群众服务。要充分满足患者的医疗需求，其手段就是永恒持续的学科建设,不断提升医疗技术水平,积极开展新技术、新项目。近年来医院发展的经历告诉我们,学科建设是医院品牌、声誉、地位的基石,是医院绩效、补偿、人才的基础,也是医院管理、质量、业务的抓手。

学科建设的要点在于以学科发展目标为依据,以统一诊疗规范为抓手,通过学科带头人的引领和管理,医疗、教学、科研三位一体同步推进,不断提升,不断发展。在学科建设中,有一个不能忽略的核心内容就是学科评估,评估内容包括学科在市、区的地位评估,学科规划、策略实施情况,学科临床工作尤其是新技术、新项目开展状况比较,学科科研现状(获奖、基金、论文、SCI 等),学科人才、梯队建设、教学和培训情况以及学科管理措施、效果。每个科主任(学科带头人)必须对自己学科的现状、地位、努力方向、奋斗目标、创建规划等有一个清醒的认识。

当前,我院的学科可以分成四个方阵:第一方阵是两个市级重点专科,第二方阵是五个争创市重点专科的科室,第三方阵是区重点专科,第四方阵是尚未创建区重点专科的科室。在 2015 年,消化内科、皮肤科这两个市级重点专科要有更大的雄心、更远的目标、更高的标准,努力向省重点专科冲击。要进一步练内功、强素质,充分发挥现有优势,在医疗、教学、科研等方面三位一体同步推进,做出更大的成绩,为其他学科做好标杆。五个争创市级重点专科的科室,要向两个市重点专科看齐,根据市重点专科建设要求,切实做好规划,积极开展新技术、新项目,在做好医疗工作的同时,同步推进人才培养和科研课题,力争在本轮市重点专科评审中能够脱颖而出,成为医院学科建设的又一亮点。位列第三、四方阵的学科,科主任一定要有紧迫感和使命感,努力做好学科规划,积极向市级重点专科靠拢。在学科设置上,我们将以三级医院学科设置为标准,于2015 年再设四个新的二级专科,它们是肛肠科、甲乳科、医学美容科和康复科。

在学科建设上,我们还面临着很多困难:学科带头人、尖端人才缺乏,骨干人才不足,缺乏特色技术,部分学科设备陈旧,等等。面对这些困难,我们每一个学科的负责人都要担当起中流砥柱的责任,一定要做到心中有数,拿出一个切实可行的规划,尽早解决上述问题,促进学术发展,提升学科竞争力,带领学科走出困境。靠等,是等不来的。只有靠自己的不懈努力,才能够把握住学科发展的大好时机。

2015 年,在大力推进"学科建设发展年"的同时,我们要积极开展医院文化建设。一家医院,只有拥有了先进的医院文化,才能拥有持续发展的动力,才能真正创造辉煌。新的一年里,我们要努力践行吴中人民医院的医院精神、核心理念、医师精神、护士精神,与红十字同行,讲人文、讲奉献、讲医德、讲服务,不断提升医疗服务品质和患者满意度,用我们的不懈努力和大医情怀,将吴医建设成国内一流的人文医院。

（2015 年 2 月）

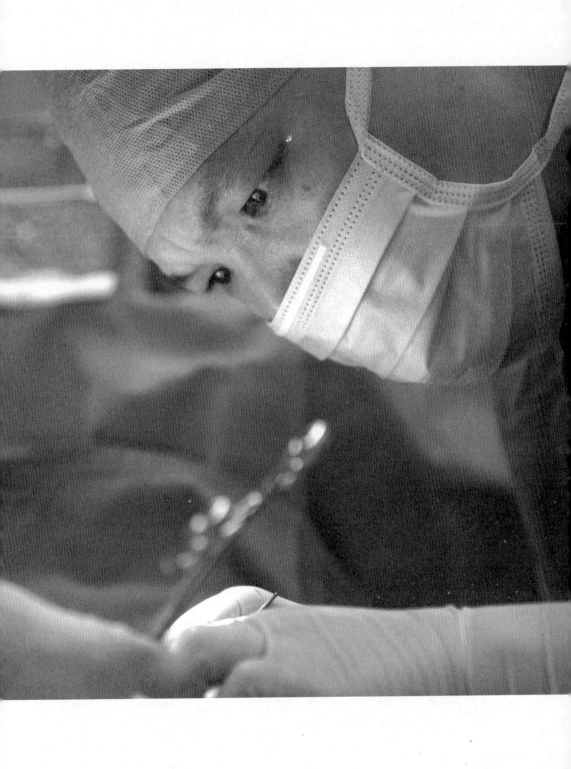

五月抒怀
——献给"5·12"国际护士节和吴医白衣天使

是谁　在没有硝烟的战场
用热血　捍卫着生命健康
是谁　在充满呻吟的病房
把微笑　定格成无限的希望

白衣翩翩的人间天使
美丽的吴医人
是你们　用生命的起誓
唯美了护理　诗一般的篇章

你们敬业——
爱专业　守天职　乐于奉献
你们无私——
献生命　扶伤痛　不图名利

你们用一身的洁白
去践行　南丁格尔誓言
你们用真爱之光
去点亮　生命的奇迹

你们把青春理想
放飞在矗立的输液架上

你们将人生价值
体现在洁白的治疗盘中

你们用心灵去沟通心灵
你们用生命去温暖生命
你们用责任与奉献
去营造人间　健康的堡垒

一袭飘然的白衣
就是一份救死扶伤的责任
一顶轻盈的燕尾帽
就是一项守护生命的重托

你们充满朝气
将希望的曙光　赐给了患者
你们不知疲倦
让脆弱的生命　也流光溢彩

当无数人进入梦乡的时候
你们还巡视在　寂静的长廊
当人们举家团聚的时候
你们还坚守在　辛勤的一线

你们无私奉献　一尘不染
生命沿途的风景
因为你们的付出
顿时生动了起来

五月的花事如此婉约

五月的色彩如此斑斓

因为有了天使之爱

五月　也就成了人间　最美的季节

（2015 年 5 月）

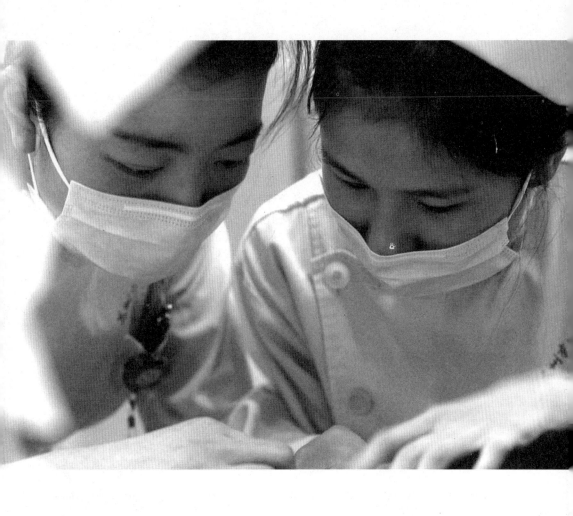

梧桐树下的宣誓：希波克拉底誓言

　　我谨在医神阿波罗、阿斯克来皮斯，健康之神海基雅，痊愈之神巴拿西以及男女诸神之前宣誓：我要遵守誓约，矢志不渝。对传授我医术的老师，我要像父母一样敬重，并将医学作为终身的职业。对我的儿子、老师的儿子以及我的门徒，我要悉心传授医学知识。我要竭尽全力，采取我认为有利于病人的医疗措施，不能给病人带来痛苦与危害。我不把毒药给任何人，也决不授意别人使用它。我要清清白白地行医和生活。无论进入谁家，只是为了治病，不为所欲为，不接受贿赂，不勾引异性。对看到或听到不应外传的私生活，我决不泄露。如果我能严格遵守上面誓言，始终不渝，愿神灵让我的生命与医术得到无上光荣；如果我违背誓言，天地鬼神一起将我雷击致死。

——希波克拉底

一

　　古希腊是西方历史的开源，其壮丽、灿烂的文明史照亮了人类社会，而在医学这一领域，它也大放异彩。在经过巫术医学和僧侣医学这两个阶段后，西方医学便迎来了以希波克拉底学派的兴起为标志的黄金时代。作为古希腊最负盛名的医学家，希波克拉底被称为"西方医学之父"。他生活在古希腊科学文化最繁荣兴盛的年代，领导着当时的学派和医生，把自己的特征永远刻在了自己民族的历史上，西方医学也因希波克拉底学派的努力，第一次与神学脱离而成为一门独立的学科。

　　而今，在爱琴海的科斯岛上，有一棵巨大的梧桐树，它有幸成为广大游人特别是医务人员景仰的"活着的历史文物"。传说,在公元前五世纪末,希波克拉底曾经在这棵梧桐树下讲学。之后,希腊立志从医的年轻人都要在这棵梧桐树下宣读一段有关医务道德的誓言,这段誓言的制定者就是希波克拉底。而希波克拉底最让人纪念的也就是他所留下的这段警诫人类的古希腊职业道德圣典。这棵枝繁叶茂、生命力旺盛的梧桐树,以及树下大理石碑上所刻的希波克拉底誓言,赐予了医学界乃至全人类一片道德的绿荫。

据称,希波克拉底是医神阿斯克来皮斯医族的后代,享有高寿,逝于色撒利。他信奉自然痊愈的力量,所创建的学说认为疾病是一个自然过程,症状是身体对疾病的反应,医生的主要功用是帮助身体恢复健康的自然力量。他的作品主要包括《论饮食》《论预后》《论徙前术》《论创伤及溃疡》《论痔》《论头部损伤》《论骨折》《论脱臼整复》《论瘟疫》等。

希波克拉底论道德的主要著述有《论古代医学》《论法规》《论医生》《论箴言》《论艺术》《论可贵的品行》《希波克拉底誓言》等。这些著述,汇集了行医的道德准则,对医生应该具有的品质予以阐述。《希波克拉底誓言》是这些著述中的一种,最初只是他个人的行医道德准则,在希波克拉底领导科斯岛上一所医学院校之后,成了该校的校训。长期以来,这段誓言成了一直被医生们遵守的道德自律原则,并从科斯岛扩散到全希腊,传播到罗马,直至今天在全世界流传,并被用来定义医师职业精神。事实上,这段简短朴实的"誓言",远远超出了医学的范畴,几乎成为职业道德、事业良知的代名词,成为人类历史上的一支不灭的火炬。

希波克拉底用他的誓言来赞美责任、荣誉和正直,这些都是医师职业精神的重要组成部分。希波克拉底誓言时刻提醒我们作为一名医生所需承担的道德义务:仁慈、行善、诚实、尊重、公正。希波克拉底誓言语言朴实、内容洗练、层次分明,作为医师的职业要求,它给出了四项最基本的道德标准:对传授知识的老师保持一颗感恩的心;竭尽全力为病人服务,不给病人带来危害;绝不利用职业便利做缺德乃至违法的事情;尊重个人隐私,严格保守秘密。

毫无疑问,作为一名医生,懂得敬畏生命,感恩病人,坚守自己的职业道德,将技术建筑在医德的基础上,完全是神圣职业的要求。如果医生不讲操守,没有医德,那将是其职业生涯的悲哀,必将导致生命的劫难和事业的毁灭。高耸的大楼、宽敞的大厅、精致的装修、尖端的设备,都不是现代医院值得炫耀的东西。医务人员高尚的情操、崇高的医德、大爱的心灵、无私的奉献,才是一家医院最引以为荣的标志。

希波克拉底作为人类医学史上的伟大人物,他的这个简短、朴实的誓言,就是立足于医学的道德性而阐述的,成为医生的职业道德准则。每一个从医者入行时都应庄严地宣读这个誓言,由此做出医务道德的承诺。希波克拉底誓言照亮了人类道德的暗域,其影响力之大超乎想象,像一支不灭的火炬,以无比的光亮明耀着白色圣殿,激动着医者的心灵。

二

不可否认,我们当前正处在一个道德水准滑坡、社会两极分化、物欲横流的转型时期,各种不良思潮冲击着人们的灵魂,一些人的信仰正在摇摆甚至缺失。白色圣殿里,过度市场化的医院要盈利,不健全的医疗体制下少数医务人员的医德被腐蚀,传统行医准则、医疗行为正受到社会现状、医院市场化运营、医患关系急剧演变等诸多因素的冲击,从医者的伦理道德出现了偏位,医学人文精神被弱化,病人对医生不再信任,医生对病人处处防备,医患关系走向了冰点。

当前形势下,医务人员赶上了职业生涯前所未有的低谷,经受着史无前例的医患关系紧张和大众信任危机,医疗行业的价值被严重低估,医生的职业光环日渐消退。患者觉得看病难、看病贵、医生不负责任,医生觉得诊疗工作难做、病难看、付出辛劳后常常得不到理解,医患之间缺乏尊重与信任,医患矛盾愈演愈烈。

在医疗服务过度市场运行的过程中,面对社会价值观的无情演变,少数医务人员无法抵制金钱利益的诱惑,医德沦丧,背离了为患者服务的宗旨。他们为了一己之利,不再医者仁心,而是沦为不法商贩的掮客、不良药商的内应。他们对患者的病痛毫不怜悯,却为了蝇头之利违背诊疗规范,开大处方、做大检查、乱用耗材、收受红包回扣,用非法所获充盈自己永远也满足不了的私欲。这些害群之马,直接损害了医生和医院的形象,而其自己,也必将走上一条不归路。

纵观我们的社会,大众对医务人员的要求之高,已经远远超过了全社会的道德水准。医生是一个非常辛苦的职业,又是一个无比崇高的职业,我们选择了医学就是选择了奉献,选择了付出,选择了承担责任,选择了对生命的承诺。医生只有以患者为中心,全心全意服务于患者,急患者所急,想患者所想,站在患者的角度看问题,才能赢得患者的理解和信任。

直面时代的困惑,直面经济利益与职业操守的冲突,医务人员注定要承受更多的道德考验。不管现实多么不理想,作为医务人员,我们都要牢记自己肩负的治病救人的神圣使命,心存悲悯,以道德规范自己的行为,而不能背叛先祖大医精诚、医者仁心的教诲,不能泯灭了医者的良心,不能让白色圣殿变得肮脏,不能让医德的信仰滑向堕落。两千多年前,希波克拉底就为我们制定了不朽的道德伦理准则。而今,面对不如意的现实,我们应该坚守在道德的高地上,操守着医者之魂,用自己的精湛医术和高尚医德,竭尽全力去为患者服务。

今天,医务人员的心灵背负已太多太多,我们再也无法承受医德之墙坍塌的重压了。我们要用心去重温希波克拉底誓言,以此来定义医师职业精神,赞美责任、荣誉和正直等观念,时刻用这些与我们紧密相连的道德义务——仁慈、行善、诚实、尊重、公正提醒自己,坚决抵制医疗界的不良思潮,让医生的职业道德为之一新,让医院的每个成员都成为希波克拉底誓言的虔信者和执行者。让我们用悲天悯人的情怀、博大仁爱的精神和精湛的医疗技术去服务患者,把医院这片土地净化为一方美好的道德绿地。

医之魂,德也。让我们抛开一切负累,让心灵轻快起来,去沐浴医德的光芒吧。

(2015 年 7 月)

现代医学呼唤"全人"医学模式

医学萌芽于对抗伤病的人类需求。自有人类,就有了疾病伤痛,于是便有了最原始的医学。随着人类社会的进步与发展,医学一路走来,从起源于巫术的古代医学渐渐发展到经验医学,从经验医学又渐渐发展到近代医学,并在获得自然科学的大力支持后,取得了长足的进步和发展。

1953 年,沃森和克里克发现了 DNA 双螺旋结构,拉开了分子生物学的序幕,树起了生命科学史上的一座里程碑,医学科学被进一步向前推进,近代医学就此进入了现代医学阶段。

此时此刻,原有的医学学科被分化,迅速向纵深方向发展,同时也促进了一系列新的学科的产生,如系统生物学、分子生物学、生物医学工程等。人们逐渐注重从人体与环境、身心相互联系的背景下认识、理解、探索生命与疾病等问题。

现代医学技术在飞速发展的同时,围绕科学地认识和治疗疾病向前迈出了巨大的步伐。然而,这种医学观把人看成相对独立的生物体,从生理学的角度寻找病理机制并据此建立治疗方案,由此建起了一整套专业化的现代医学体系。

在这个体系的基础上产生的医学模式,即生物医学模式,倾向于以"病"为中心而不是以"人"为中心,其单一性引发了诸多现实的困惑和难题。这些难题涉及医学的方方面面,有的还非常严重,模糊了医学的目的和发展方向。

医学对高新技术的崇拜和追求导致了尖端技术设备的大力开发。医生过度相信高新技术的作用,在技术至上的现代医疗语境下,有的医生甚至出现了明显的"技术偏盲"现象,出现技术依赖甚至技术成瘾,只见治疗,不见照顾,医学的人性化温度不断降低。

在高端医疗技术的支撑下,技术层面能做的事情越来越多,医学的能耐仿佛越来越大,人们对医疗的期盼也越来越高,甚至错误地把违背自然规律的治愈疾病、阻止死亡当作医学的最大目的,而忽略了预防疾病、促进与维护健康、推行临终关怀、追求安详死亡等医学行为的意义。

由于片面信赖高新技术,盲目追求高端设备,医疗成本越来越大,加上当前医疗市场化的制度引导,医疗单位越来越注重经济效益,患者的负担越来越重,因病致贫的现象也越来越多,医疗的公益性和可及性因此受到了巨大的威胁。

攻坚克难的现代医学在致力于治愈疾病、阻止死亡的同时,"去人化"的现象越来越明显,忽视了对生病的人的照料,尤其忽视了心理、社会、环境因素对病人的影响。

此外,移植技术、辅助生殖技术等的应用引发了医学界的广泛争论,与其相关的医学社会学、医学伦理学、医学法学的问题不断被提出。人们越来越深刻地认识到现代医学不仅要解决生物技术问题,还要解决人文社会问题,医学应该包含更多的人文内涵。

现代医学之父威廉·奥斯勒早在二十世纪初就曾预言:"现代医学实践的弊端是历史洞察的贫乏、科学与人文的断裂,以及技术进步与人道主义的疏离。"时至今日,这三道难题依然困扰着现代医学的发展与改革。

事实上,二十世纪以来疾病的结构发生了许多变化,慢性病、退行性疾病、心身疾病等逐渐取代传染病成为威胁人类健康的主要疾病。高血压、糖尿病、肿瘤、精神疾病等的患病率和死亡率都很高,而这些疾病的发病原因不仅在于生理性病变，很多还和生活、心理、环境、社会等因素有关。

甚至在进入二十一世纪后，现代医学仍然主要聚焦于人体生物学方面的研究，而对与生命和健康密切相关的心理、社会、环境、人文等方面的因素缺乏应有的重视和思考，对生命和疾病的认识仍然带有很大的片面性，因而满足不了人们对医学的要求，从而使得面临的困境和矛盾愈加突出。

医学是科学性与人文性有机统一的科学，其中人文属性是本质属性，医学的一切活动指向人，以人为最终目的。人是生物属性和社会属性的统一体，人体疾病的发生、发展、转归及预后，往往是生理条件、自然环境、社会环境和心理因素综合作用的结果。因此在医疗实践中一定要在考虑人的生物属性的同时考虑人的社会属性和其他个性特征。

由此可见，旧的单一的生物医学模式显然已经不能适应新形势的要求了。因为旧模式把人当作一个简单的生物体开展研究，认为疾病就是生物体内组织器官发生了病理生理上的变化，医学之所以产生和存在，就是要消除这些疾病，因而对生物体进行研究，消除生物体的病变。

显而易见，单一的生物医学模式忽略了人的特殊性。医学的对象是人，而人有区别于其他动物的特殊性。马克思说："人的本质并不是单个人所固有的抽象物，在其现实性上，它是一切社会关系的总和。"由此可见，医学必须兼顾人的生物学属性和社会属性，因此在诊疗疾病的过程中不仅仅按照传统采取生物学的方法，还要综合考虑生活、心理、环境、社会等方面的因素，以提供患者全方位的医疗服务，帮助患者恢复健康。

医学发展到今天，其终极目标是实现"对人的关怀"。探索人体的奥秘、追问疾病的本质和规律只是医学的手段，为人类的健康服务才是医学的目的。完全可以这样说，医学的发展其实就是医学人文精神的延续和发扬光大。

医学是人学,应该处处闪烁出人文关怀的光辉。有感于现代医学对医学的人文属性的轻视,罗伊·伯特在他的《剑桥医学史》中感叹道:"如果不坚持正确的医学目的,重技术轻人文,医学的发展可能正在导致一个自己创造而又无法控制的怪物。"

对人的本质能否正确认识,是否明确医学的目的,决定着医学是否能够健康发展。鉴于此,1977 年,美国罗切斯特大学医学院精神病学和内科教授恩格尔提出了"生物—心理—社会"的"全人"医学模式,呼吁医学界除了从生物学的角度关心患者外,更要从人文的角度呵护患者。

恩格尔教授指出:"为了理解疾病的决定因素,以及达到合理的治疗和卫生保健模式,医学模式必须考虑到病人、病人生活在其中的环境以及由社会设计来对付疾病的破坏作用的补充系统。"这个意见是符合社会发展和进步趋势的,由于加入了心理和社会因素,令治疗方法在传统的生物学方法基础上又加上了社会科学法和心理学方法,从而使医学拥有了人性的温度。

"全人"医学模式不再把生物学因素作为影响人体健康的唯一因素,对当前出现的单纯关注生物学因素的不合理框架进行修正,恢复了社会和心理因素在医学中的应有地位,使得医学向前迈出了一大步。于是,呈现在医务人员面前的不再只是疾病,而是具有丰富多彩的物质生活和精神生活的一个个鲜活的个体。

"全人"医学模式从理论层面提出已经近四十年了,可是医疗现实中,这个新医学模式的推行却不尽如人意,坚持"生物"模式、见"病"不见"人"的现象依然比比皆是,严重阻碍了现代医学的发展和医患关系的和谐。而今,这个问题已经到了必须高度重视的时候了。

医务人员要转变医学模式,首先要提升自己的人文修养,培育人文情怀,清楚地认识到"自己看的不是病而是人"这个问题的实质,尊重生命,敬畏生命,只有这样,"全人"医学模式才有可能被推广。

　　医学是有温度的,没有温度的医学,不是真正的医学。要做一个好医生,首先要自己有温度,在医疗实践中践行"全人"医学模式,只有这样才能给患者传递人性的温情。医术是一切技术中最美和最高尚的,但不是冰冷的,其中应该注入我们良心的温度。

　　践行"全人"医学模式,昭示着对人的重视和医学人文精神的回归。

(2015 年 8 月)

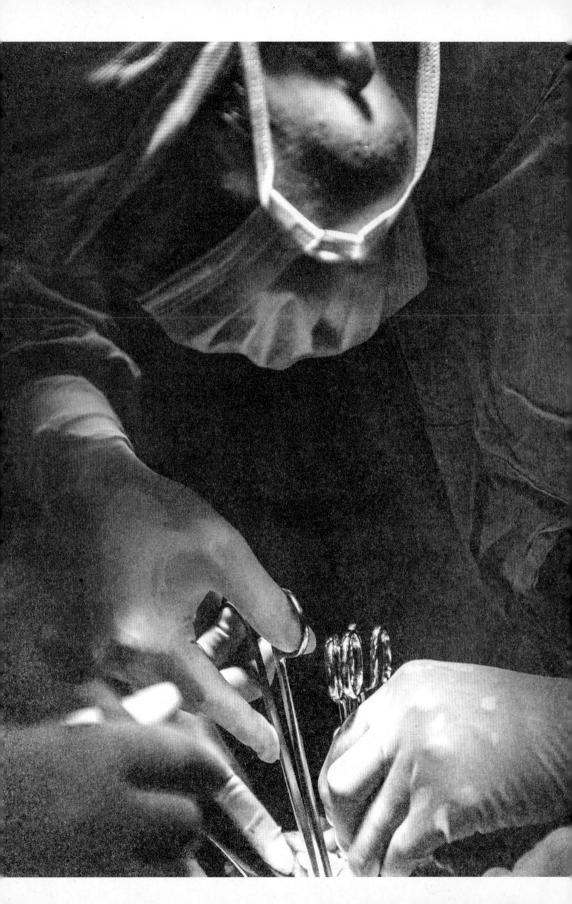

医学生誓言：庄严的承诺

健康所系，性命相托。

当我步入神圣医学学府的时刻，谨庄严宣誓：

我志愿献身医学，热爱祖国，忠于人民，恪守医德，尊师守纪，刻苦钻研，孜孜不倦，精益求精，全面发展。

我决心竭尽全力，除人类之病痛，助健康之完美，维护医术的圣洁和荣誉，救死扶伤，不辞艰辛，执着追求，为祖国的医药卫生事业的发展和人类的身心健康奋斗终生。

——医学生誓言

"当诵读完这段慷慨激昂的神圣誓言时，我非常激动，思绪万千。回忆起在大学里宣誓的那一幕，一切都恍如昨日，触手可及。几百人郑重地举起紧握的右手，望着台上领誓的老师，一字一句跟着念道：'健康所系，性命相托……'荡气回肠的声音，充盈了整个教室，渲染了现场的每一个学子。那一刻，我感动得想流泪。我知道，其他同学都和我一样，心潮澎湃地感受了这一份神圣和庄严。"

当一位刚走出校门，职业生涯才迈出第一步的年轻医生这样对我说的时候，我的内心深处产生了一种久违的感动。风干的记忆，如美丽的诗篇一样，从流年的光影里跳了出来。许多年前，自己在医学院就读的时候，医学生誓言还没有出台，教材里只有希波克拉底誓言。记得在听老师讲解这篇古希腊医德圣典时，在大声宣读这份誓言时，在虔诚地将誓言抄录于笔记本扉页上的时候，我也像这位年轻人一样，内心深处波澜涌动，久久不能平静。在五年校园求学的温婉时光里，我执着于自己的理想，坚守着不变的信念,熬尽了灯盏,等瘦了时光,终于顺利完成了临床医学的学业,为日后救死扶伤的职业生涯打下了扎实的基础。是希波克拉底誓言为我净化了灵魂,洗涤了身心,让我在懵懂的青葱岁月里有了追逐光明的方向。

医学浸润着人道主义的精神,闪烁着人性的光辉,以"健康所系,性命相托"的誓言,表达着神圣的职业特征。每一个走出校园的白衣人,都能深切地体会到,医学生就读阶段,是我们走向救死扶伤神圣职业的第一步。这一步,如此重要。白色圣殿里,医务人员在临床医疗工作中,在每一个诊疗细节中,他的医术如何,医德如何,品行如何,能否赢得患者的信任,都与医学生时代所接受的相关教育有很大的关系。医学生时代是一张清纯的白纸,可以画出医学人生最美的图案。如果在一入学时,医学生就能接受良好的医德教育,在学习医学基础课程的同时努力培养自己的人文精神和职业情愫,通过庄严的宣誓来强化这种精神,尽早形成正确的医德观、价值观和人生观,这对其今后的职业生涯必将产生巨大的正向作用。

今天的医学殿堂里,医学生除了学习希波克拉底誓言外,还要宣读医学生誓言。这个新时代的誓言与古老的希波克拉底誓言在形式上有很大的不同,但在内涵上一脉相承,两者在不同的历史阶段,对医务人员的医德修养和习医行为做了明确的规范,提出了严格的行业要求。医学是一门需要博学的人道主义职业,最富人文关怀和人性温暖。医生是一个具有高度同情心、道德感和人文情怀的精英群体,代表了社会的主流价值观。医学生应该在老师的教导下,在誓言的激励下,努力培养自己正确的医德观,爱人类,爱生命,勤奋学习,刻苦钻研,打下扎实的医学基础,提升自己的人文修养,培养一颗为人民服务的大爱之心。只有这样,才能在今后的职业生涯中,以自己的医术去造福患者,实现救死扶伤的天使梦想。

医学生誓言是国家教育委员会于1991年宣布在全国医学院校实施的宣誓誓词,每个医学生入学时都要举起右手庄严宣誓。作为官方颁布的我国医学生的道德要求和习医行为规范,它的内容吸收了希波克拉底誓言的主要精神,结合时代要求做了扩充。医学的对象是人,医学表达的是对人类命运的终极关怀，医学教育的目标是培养保护和促进全体人民健康，能更好地为患者服务的医务人员。作为一名医学生，当初选择学医可能出于偶然，但是一旦选择了医学，就要用一生的忠诚和热情去对待它。誓言的字字句句，铿锵有力地告诉步入神圣医学殿堂的每一位学子，选择了学医就是选择了奉献，选择了爱医就是选择了崇高，选择了做医生就要不遗余力地尽己所能，除人类之病痛，助健康之完美，救死扶伤，不辞艰辛，为医学和人类的健康奋斗终生。

走笔至此，我想起了钟南山院士说过的一段话："医德是指导、规范医疗行为的核心。首先，爱心是医德的核心，医学不仅是科学，更是人学，要让医学回到人本身。其次，医德体现在医生的进取心上，这是医德的第二层次追求。再次，医德还体现在医生必须具有强烈的责任心、良心，也是医生负责任的内在驱动力。如今中国的医生差的不是技术，而是医德，是为患者服务的意识。"确实，医生是一种职业，一种高尚而神圣的职业，其核心是人道，是一种善良人性和友爱情感的表达。医疗设备再先进，医疗技术再成熟，医学只有回归了人文，医务人员只有拥有了崇高的医德品格，才能实现真正意义上的飞翔。钟南山一语中的，让我们更加清醒地认识到，在医学院就读阶段就需要对医学生开展道德教育和人文教育，培养这些未来医生的责任心、进取心、爱心和良心，提升其医德境界与人文修养，通过宣读医学生誓言来进一步强化。做好这些基础性工作，对于我国医疗卫生事业的健康发展，意义重大。

医德修养的提高是医务人员的一项重要的医德实践活动，离不开人文素质的提升。随着医学科学的迅速发展和医药卫生体制改革的不断深化，医学人文精神的培育和医务人员医德素质的提升已经成为一项刻不容缓的重要任务。不可否认，当前人们的价值观受市场经济影响已日益多元化，各种不良思潮泛滥，社会道德体系正处于一个失衡和重构的过程中，这种现状，不可避免地影响到医务人员。当今社会物欲横流，许多人有着过度膨胀的欲望，可是作为医生，我们不可以躲避崇高，不可以放弃理想信念，不可以坠入金钱的泥潭，不可以被社会蜕变，不可以被世俗驯服，这是神圣职业对我们的要求，更是广大人民群众的热切期盼。医学生从学校毕业踏上社会，开始自己治病救人的职业生涯后，还须无数次重温这段誓言，感受其沉甸甸的分量，以最初的承诺来净化心灵，努力培养自己的职业信念、职业责任、职业技能和职业情愫，德术并举，人文先行，以救死扶伤的实际行动来践行誓言，以医者的仁爱之心来撑起医德的大厦。

健康所系，性命相托——誓词开头这简短的八个字，分量沉重，责任重大，在举手宣誓的庄严一刻，让我们真切地感受到生命的可敬与肩负责任的重大。为医者，是生命的守护神，当秉持一颗满含大爱的天使之心，认真做人做事，技近仙，德近佛。面对患者健康与性命的托付，我们必须全力以赴。为此，医学生在医学院就读的时候，就要热爱自己的专业，日复一日，青灯黄卷，孜孜不倦地刻苦学习，认真思辨，执着于对医学知识的学习，执着于对人体奥秘的探究，执着于疾病做斗争，打好扎实的医学基本功。在培养自己良好的专业素养的同时，还要努力培养自己良好的人文素养，注重人品、人格、人性的塑造，牢固树立当一个好医生的信念，全面提升自己的综合素质，坚守一生。只有这样，才能在今后的职业生涯中，通过坚持不懈的努力，从医学生成长为一名合格的医生，用自己精湛的医术和高尚的医德，为患者撑起一片生命的蓝天。

除人类之病痛，助健康之完美——誓词中这十二个字，简明扼要地道出了医学对人类健康所担负的责任。除人类之病痛我们义不容辞，助健康之完美我们责无旁贷。医生是人类健康的守护者，要真正担当起医学的责任，除了有精湛的医术外，还必须有高尚的医德，对生命敬畏，对患者体恤，只有这样才能给病痛的心灵带去慰藉。为此，我们的医学教育要以强化医学生职业道德和临床技能为核心，将医德教育始终贯穿于医学教育的全过程，培养医学生关爱病人、尊重生命的职业操守和解决临床实际问题的能力。医学生大学毕业踏上工作岗位后，一定要牢记誓言，爱岗敬业，以一颗关爱怜悯之心，一份责任担当，一份感同身受之情，急患者所急，想患者所想，专心致志，如履薄冰，努力维护患者之健康，用爱心点燃生命的希望。

当前我们的医疗环境不尽如人意，医患关系非常脆弱，一袭白衣的背后是艰辛、委屈与苦涩，但是我们既然选择了医学，就是选择了担当，选择了奉献,选择了付出。事实上,可能没有哪一个职业比救死扶伤的医学更为神圣,也可能没有哪一种工作比治病救人的医生更加崇高。人生之旅,风风雨雨只是寻常,电闪雷鸣也只等闲,生命的蓓蕾在再险恶的条件下,也能开出绚丽的花朵。虽然我们身处逆境,但当病人将自己的生命和健康交付给一个素昧平生的人——医生的时候,我们不该再有任何顾虑,不该再有任何埋怨,而应以一颗感恩的心和一份感恩的情去真诚面对。我们要感谢病人将自己的生命和健康交付给我们,感谢病人对医生这个职业的信任,是病人以他们的性命相托,成就了我们丰富的临床经验,为我们铺就了职业生涯的前行之路。因此,无论多艰难、多坎坷,都不该动摇我们救死扶伤、呵护生命的理想信念。我们必须努力学习,通过提高思想认识来确立医德信仰;我们必须塑造高尚的情操,培养自己的医者仁心;我们必须坚守誓言,竭尽全力去救治患者,抚慰心灵,让白色圣殿充满人性的温馨。

医学的一端是科学和技术,另一端是病痛中患者的需求,中间应该有一座医德的桥梁来做连接。作为医生,我们就一定要有爱心,有担当,有责任,不忘当年学医时的庄严承诺,用自己的一腔真情来撑起这座医德之桥。我们既要有良好的伦理道德,又要有理性和善良的情感,从医为民,努力成为人民群众信得过的白衣天使。我们要关爱患者,用精湛的技术和人性化的沟通,用一句贴心的问候、一瞥和善的目光、一个轻柔的抚摸,去温暖患者的心灵。为了患者,我们要竭尽所能,用我们全部的力量和情感,去拉伸生命的长度,拓展生命的宽度,用医学的仁爱精神去传递人性的温度,一起为呵护生命尽心尽责。医学是一项关怀人的健康与幸福的人道事业,医生是普救含灵之苦的神圣职业,值得我们用心去做。我们坚信,只要我们牢记当年在神圣医学学府里的最初宣誓,高举南丁格尔手中的那盏油灯,坚守一生不改初衷,用仁爱之情善待病人,真正担负起维护生命、保障健康的职责,我们就一定能够成就救死扶伤的职业梦想。

(2015 年 9 月)

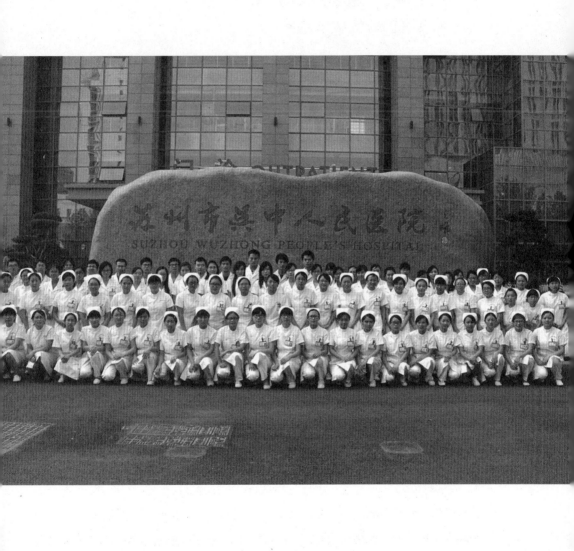

大力发展中医药服务正当时

——常熟中医药博物馆印象

常熟,清丽的江南水乡,苏州北部一个富庶的县级市,有"十里青山半入城"的虞山和水波潋滟的尚湖,山水风景美不胜收,而其承载了五千年历史文脉的吴文化,更是美得令人着迷。历史悠久、博大精深的吴门医派,是吴文化的重要组成部分,而灿烂的虞山医学,则是吴门医派的重要分支,为吴地的中医药文化增添了诸多风采。

2015 年 10 月 14 日,我与医院几位同道一起,来到常熟市中医院参观学习,得到了中医院领导的热情接待。走进医院门诊大厅,一股浓郁的中医药文化气息迎面扑来。院内装修充满了中医药文化的氛围,大厅里用一幅幅图片介绍了历代中医名家的生平事迹,以及中医学的一些基本原理。医院中医药特色门诊齐全,名医专家众多,就诊者分布在医院的各个诊室,门诊业务量不断增大,体现出祖国医学不断发展的锦绣前景。参观过门诊后,院领导特邀我们来到位于门诊四楼、面积达五百平方米的常熟中医药博物馆进一步参观。据悉,这是目前我国县级市中最具规模、最富内涵的中医药博物馆。

常熟市中医院致力于传承弘扬优秀的中医药文化,在 2008 年医院建院五十周年之际建成常熟中医药博物馆。该馆由历史馆、名医馆、药具馆、中草药馆和书法馆等八大部分组成,设名医、诊具、书法、药号、处方等展示区域,生动地再现了常熟虞山医学的发展历程,是博大精深的中医药学和中医药文化的缩影。通过不懈努力,广为收集,集腋成裘,馆内积累了藏品 500 件左右,载录常熟历代名家 100 余位,以详尽生动的历史资料、文献和丰富的展品,再现了常熟中医悠久的历史和灿烂的文化,成为展示中医药独特魅力的窗口。

穿过两扇宽大的玻璃门，走进常熟中医药博物馆，随着灯光的亮起，一幅巨大的砖雕出现在眼前。砖雕上方有"常熟中医药博物馆"字样，中间是我国古代不同时期中医诊脉的场景，下方为一段《前言》，文中写道：

> 常熟中医药与常熟经济文化同步发展，萌芽于远古，成长于宋元，成熟于明清，发展于现代，中医药文化积淀丰厚敦实，吴门医派孟河医派兼收并蓄。淳朴的民风古韵，丰饶的地道药物资源，营造了良好的中医药发展氛围和条件，使常熟成为名贤辈出之乡，大医涌现之地。

紧挨大型砖雕的，是一家装修得非常逼真的老字号中药铺，名曰"北九如"，这个金字招牌蕴藏着百年烟云。整齐的柜台，精致的药匾，古色古香的百眼药柜，黑帽长衫的"掌柜"正站在柜台内专心致志地秤着中药，柜台上是一包包用纸包好的中药……店铺门两边刻在木板上的一副对联，内容特别好："不惜架上药生尘，但愿世间人长寿。"字里行间，洋溢着浓浓的人性关爱。

北九如中药铺的旁边，是常熟明代著名医家缪希雍（1553—1627）的雕像。据介绍，缪希雍精通医药之术，治病多奇效。他不但医术精湛，而且医德高尚，声名颇高，但他从不以医自恃，无论贫贱富贵均一视同仁。他认为医者首先要同情病人，体恤病人的痛苦；其次要精研医学，技术过硬；再次要谦虚谨慎，力戒主观；第四要虚心学习，广搜博采；第五勿为金钱而草菅人命。他行医"以生死人，攘臂自快，不索谢"。他治学不墨守成规，而喜独辟蹊径，所创"治血三法"、保胎资生丸等，为时贤王肯堂所折服。有些医家在遇到危急奇症时多向他求教，抄录他的药方，他总是鼎力相助，从不保密。他一生著述颇丰，现存著作有《先醒斋医学广笔记》《神农本草经疏》《本草单方》等。

移步前行，但见一对由常熟练塘罗墩良渚文化遗址出土的玉龙，先是震惊，随即便是对常熟深厚的历史文化底蕴的深深赞叹。与玉龙同存遗存中出现朱砂，反映了原始社会巫术与运用朱砂杀毒，医起源于巫的历史。考古发掘证实常熟的中医萌芽时期可上溯到新石器时代，历史极其悠久。

吴医之路

  博物馆内，藏品极其丰富，有明清时代的匾牌、药箱、药罐、脉枕、金针、砭石、研钵、铁船、铜钵等。这些藏品，都是历史长河中大浪淘沙后的遗存，有着不可再造的珍罕历史价值，吉光片羽，价值永恒。馆藏还有罕见的手抄本医书、名医医笺等 500 多件与中医药有关的实物，涵盖了常熟中医药历史各个方面。常熟历史上名医众多，上古商代有巫咸，"巫咸为帝尧之医"。星汉灿烂，名医辈出。从宋代到民国，载录《江苏历代医人志》的常熟中医就有 176 位，而在各种地方志书、笔记和医著中记载的常熟医人则超过了 500 人，为中医药学的发展做出了很大的贡献。中医药博物馆内所介绍的百余位常熟历代名医，事迹生动饱满，让人心生敬意。有云："为医者，必时时刻刻以病人之痛为己痛，济困扶危，死中求生，此医之责也。"由此可见，祖国传统医学不仅科学、严谨，更充满了浓浓的人文情怀；肩负救死扶伤之责的中医大夫，不仅精修岐黄，更习儒学之道，崇尚医德修养。其实，这才是名医们成功的真正原因。

  常熟中医药博物馆的设立及对外开放，使市民有了更多了解中医药学的机会，对于弘扬中医药文化，促进中医药文化的进一步繁荣与发展，必将起到积极的作用。参观常熟市中医院和常熟中医药博物馆，令我对祖国医学这个宝库也有了更深的认识，感觉到我们吴中人民医院大力发展中医药正当时。在今后我院的医疗服务中，应该增加中医药服务的比重，开设老中医坐堂门诊，开设中医针灸服务，开设中医康复科，拉伸优势服务链条，努力推广应用中医适宜技术，打造吴医中医药特色，以此更好地为人民群众服务。

（2015 年 10 月）

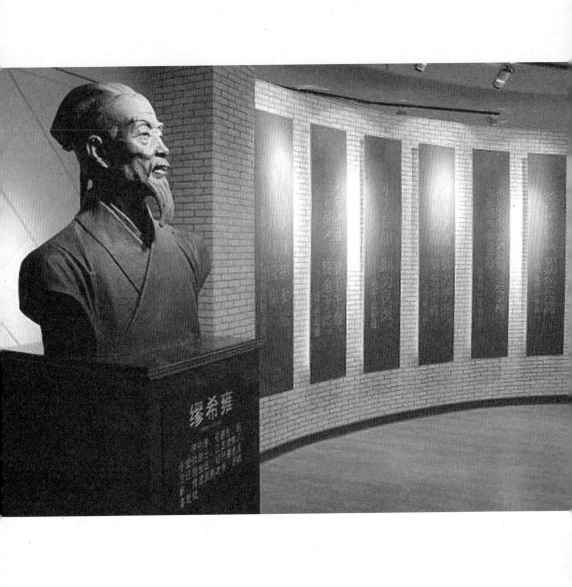

缪希雍

科教兴院：促进医院跨越发展

搬入新大楼，顺利通过"二甲"复审，医院规模成倍扩张后，医院发展上了一个新台阶。医院二期建设方案，使我们确立了 1000 张床位综合性医院的规模定位，医院迎来了进一步发展的又一次契机。面对大好形势，我们怎样在战略高度全面自省，在"文化建院"和"品牌立院"取得一些成绩的基础上，继续提升，跨越发展，打造医院更加美好的未来？通过实施"科教兴院"战略，加速人才培养，强化科研管理，加强继续医学教育，花大力气提升我们的科研与教育能力，推进学科建设，打造技术特色，增强医院综合实力，将是实现这一目标的必由之路。

说实在话，面对医院规模的急剧扩大，面对我们将从二级医院向三级医院嬗变，依靠医院目前的人才与技术实力，短期内很难进一步做强做大。细想一下，为什么我们在科研上拿不到较高级别的奖项？为什么我们的市级重点专科不是很多？为什么我们还没有真正意义上的 SCI 论文？就是因为我们的科研水平低下，学科水平不高，在实力上与兄弟医院还有很大的差距，面对的形势十分严峻。为此，我们一定要确立"教学、科研、人才、项目、成果"五位一体、联动发展的科教管理新思路，推出激励机制，充分调动广大医务人员重视科教工作、开展技术创新、跻身医学科研活动的积极性，开创医院科研工作蓬勃发展、科研项目硕果累累的良好局面。

实际上，虽然我们的学科分科在日渐细化，但我们部分学科带头人的学术水平还不是很高，重医疗轻科教的状况非常普遍，一些人满足于现状或小小的技术引进，少有创新意识和创新精神。少数科主任甚至多年没有承担过像样的课题，没有获得过像样的成果，没有发表过像样的论文。一些科主任技术能力不强，个人魅力不足，胸怀不够宽广，凝聚力、号召力不够,梯队建设后继无人,学科发展毫无活力。这些都是学科带头人缺乏、学术队伍不强、学科建设后劲不足的体现。2013 年,我院共获得苏州市技术创新优秀项目奖 2 个,吴中区科技进步奖 4 项,发表论文 89 篇,无 SCI 文章发表,举办市级继续医学教育 12 项。从这些数据可以看出,我们的科研成果还是以区级水平为主,医学专业论文数量不够多,质量不够高,继续医学教育也还有很大的提升空间,整个医院的科教水平还很低下,医务人员的科研意识还很薄弱。这些都是阻碍医院持续发展的障碍。

为此,走"科教兴院"之路,以培养、引进人才为根本,以科技创新、技术提升为核心,全面提升医院的科教能力,推出品牌技术,已成为当前医院工作的一个重要内容。在"科教兴院"战略上,我们一定要站得高看得远,有明晰的思路,凝练学科方向,打造精品课程,加速技术创新,把分散的目标集中,有所为有所不为,使人、财、物发挥最大效用。

具体工作中,我们必须高度关注以下关键词:

学科方向

人才

技术

基金

成果

SCI

作为学科带头人,科主任不仅要在做人上做榜样,也要在学术上做榜样,不断拓宽科教工作思路,注重对年轻医务人员的培养,注重理论与实践相结合的科室继续教育,将科内年轻医生培养成具有较强实际工作能力的创新型、复合型人才。院部也将抓住二期工程建设提上议事日程的契机,申请购置一批先进设备,引进专业人才与先进技术,组织重点攻关课题,全力创造人才与学科成长的环境,通过文化、政策和资源分配支持各科的学术发展,通过激励机制让那些认真做学术的人得到褒奖与激励。

事实证明,"科教兴院"是推动医院跨越式发展的强大动力,也是提高医疗技术水平、增强市场竞争力和发展后劲,不断满足人民群众日益增长的医疗服务需求的关键性措施。为此,作为医院管理者,我们一定要有强烈的科教意识,有明晰的管理思路,有预见未来的能力,认真思考如何跟上时代发展的步伐,跟上日新月异的学科变化和科技进步。

作为科主任要努力培养自己的临床、教学、科研、管理能力,在医疗上要有精湛医术,教学上要有精品课程,科研上要有尖精成果,人才上要后继有人,管理上要能出成效。科室管理必须医、教、研三位一体齐头并进,既抓医疗,又抓科研教育,还要抓人才培养,科室工作以医疗质量为根本,以学科建设为主线,大力发展医疗新技术、新项目,全力构建技术创新型学科。对外,科主任还要经常走出去交流,多向同行学习、取经,取人之长补己之短,开阔眼界活跃思路。科主任自己一定要带头,要有拿得出手的技术和成果,要成为市级层面的学科带头人,在相应的专业委员会中有一席之地,成为区域内的学术权威。院部将努力把优秀人才推荐到市、区各专业学会、评委会及有关学术团体任职,支持他们参加国内外学术交流会,更新知识,了解学科的最新发展动态,鼓励他们积极参与科研课题和竞争。

提升科教水平,归根到底还是人才问题,为此,大力引进、培养人才,必须与"科教兴院"战略同步推进。近年来,我们立足于医院的实际情况,引进了心胸外科、心血管内科和新生儿科的学科带头人,引进、培养了一批技术骨干,开展了一些技术含量高、难度大的新技术、新项目,提升了学科水平,消化内科、皮肤科、超声科、心胸外科、妇产科、心血管内科、儿科等学科初步形成了自己的特色优势,取得了一定的成效。同时,我们还采取"送出去,请进来"的方式加强对现有人才的培养,根据专科发展的具体情况,在不同阶段培养不同层次的医护人员。派出骨干医疗、护理、医技人员去国内知名三级医院和国外培训,培训档次不断提高,努力培养一支德才兼备的高素质中青年人才队伍。注重"三基"培训,做好住院医师规范化培训、年轻护士素质教育和专科护士培养工作,选送青年技术骨干攻读在职硕士、博士研究生,努力搭建年轻医务人员健康成长的平台。邀请国内外知名专家教授前来授课、坐诊、会诊、查房、手术等,使相关科室医务人员获得了进修、学习的机会。定期举办院内学术讲座和科内学术交流,积极承办区、市、国家级继续医学教育项目,活跃医院的学术气氛。

当前，我们高度重视医院学科建设，突出重点，以市级重点专科为领头羊，努力开发高档次的科研成果。在"科教兴院"战略中，我们将克服学科建设中的平均主义做法，注意抓好重点专科建设，在人、财、物向皮肤科、消化内科等市重点专科倾斜的同时，努力扶持超声科、妇产科、儿科、麻醉科、心血管内科的学科建设，争取在下一轮市级重点专科建设中有所建树。加强横向联合，借助外力，助力医院整体医疗技术水平的不断提高，也是一条加快医院发展的可行之路。近年来，我院和苏大附一院、附二院以及市立医院、中科院皮研所等医疗机构的合作正在进一步深化，充分利用知名三级医院的人才和技术，为我院的发展助力，通过合作交流把上级医院的技术转化为我院的技术，以名院品牌效应促进我院医、教、研工作的快速提高。我们通过和苏州卫生职业技术学院联姻，成立了附属医院，充分利用卫生职业技术学院的教学科研条件，达到教学相长、以教促研、以教促医的目的，促进我院科教工作进一步发展。

为进一步调动全院医务人员的科研积极性和创新性，积极开展科研学术活动，力争使科研工作早出成果、多出成果及出好成果，我院专门出台了《吴中人民医院科研相关工作和经费管理细则》，对科研项目申报管理、科研经费管理、科研奖励等做出了明确的规定。同时，医院启动院级科研基金，对通过医院学术委员会初评予以立项的科研项目给予资金支持，对科研成果和核心期刊发表的高质量的论文予以奖励，添置了一批科研、教学设备，完善了图书资料、信息工具，建立了临床技能实训室，尽可能为医务人员的科教工作提供更多的方便和更好的条件。同时，我们将进一步加大科技考核工作，对科技成果档次高、成绩显著者予以重奖，对那些长期忽视科研工作、缺乏开拓精神的科主任、学科带头人，年终考核时将认真考虑予以处罚，必要时调整岗位，以利于科室、专业的发展。常态化激励政策的出台、科研基金的设立和科教相关配套工作的跟进，规范了我院的教育、科研工作，突出了激励机制，大大激发了广大医务人员科教工作的积极性，营造了宽松的科教环境和浓郁的科教氛围，为我院科教工作的进一步深化打下了良好的基础。

　　德厚流光，善行无疆。伴随着医院发展步伐的不断加快，我院向三级医院奋进的号角已经吹响，医院处处呈现出凝心聚力谋发展、攻坚克难谱新篇的生动景象。我们承担着维护人民群众生命健康的责任，这个责任是我们的职责和使命，是我们获取能量的动力和坚定前行的方向。今后的工作中，我们将进一步创新体制、机制，加大投入力度，加大创新人才的培养和引进，鼓励专业技术人员积极申报各级课题；积极开展多学科横向合作，促进科研工作的创新与发展；梳理成果、凝练升华，争取获得更多、更高级别的奖项；加强督导，规范带教，强化精品课程建设。我们有决心、有信心，以坚定果敢的胆识和勇气，披荆斩棘，开拓进取，努力造就一支高素质的科研人才队伍，不断提高医院的科教水平和整体实力，促进医院的跨越式发展。

（2015 年 12 月）

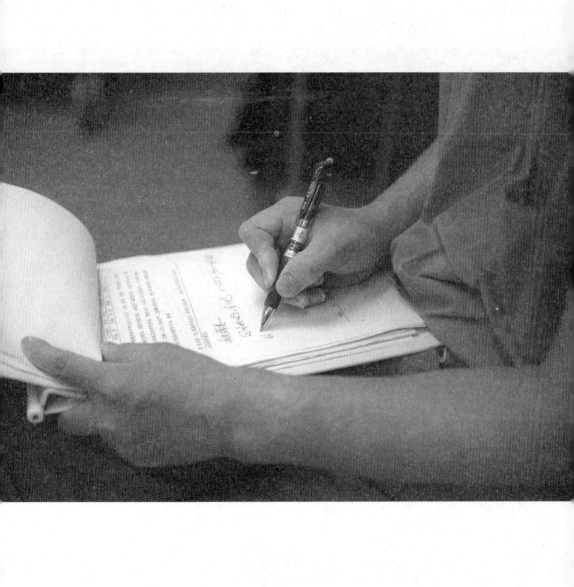

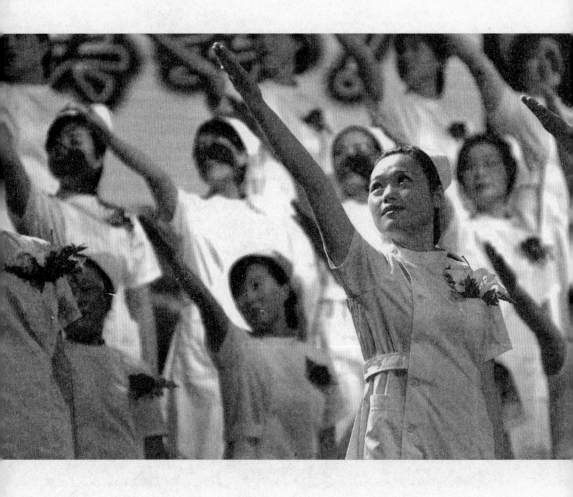

2016

励精图治拓新篇　春华秋实结硕果

以患者为中心　以安全为抓手

最美的祝福献给最美的吴医天使

人才强院:得人才者得天下

历尽天华成此景　展望未来更美好

励精图治拓新篇　春华秋实结硕果

2015 年,吴医人一步一个脚印,踏踏实实地往前走,持续推进医院发展。年初的时候,调整医院发展思路,将学科建设列为医院发展的重中之重,确定了"学科建设发展年"的工作主题,全院职工紧紧围绕这个主题,励精图治,携手奋进,出色地完成了年初既定的工作任务与目标,结出了丰硕的果实。

过去的一年,在全院职工的共同努力下,我们主要取得了以下成绩。

加强党建工作,践行"三严三实",狠抓精神文明,推进医院文化建设

✚ 适应形势,成立吴中人民医院纪委,纪检工作更加规范有序

成立纪律检查委员会,是卫生行业稳定发展的需要。按照"党政同责,一岗双责"的要求,院党委讨论拟订了纪委成立方案,经过党员代表差额选举、党委会民主讨论、书面呈报区卫计局党委批示等议程,确定了我院纪委人选。我院纪委的成立,为进一步深化纪检工作奠定了组织基础和人员保证,相关工作的开展也因此变得更加规范有序。

✚ 加强经常性政治学习,建立领导干部上党课制度,用"三严三实"对工作提出新要求

活动过程中,院领导定期对全体党员进行党课讲授,组织全体党员干部深入学习党章、习近平总书记讲话精神,切实开展"三严三实"活动,既使"三严三实"内化于心,又使"三严三实"外化于形,使大家心中有党,对党忠诚,心中有民,勤于实干,心中有责,勇于担当,心中有戒,人生洁净。

✚ 狠抓医院精神文明建设,成功创建苏州市文明单位

在成功创建为吴中区文明单位的基础上,院党委一致认为医院要获

得可持续发展的动力,文明单位创建工作不能放松。于是,我们确立了从区文明单位向市文明单位进军的目标,推出了一系列精神文明建设新举措。在创建过程中,全院职工的政治素质、业务素质和道德素质都有了进一步提高,全院上下焕发出一股新气象。2015 年底,我院成功创建为苏州市文明单位。

✚ 注重廉政宣传,进一步推进医院文化建设,打造有行业特色的医院文化

为进一步营造风清气正的执业环境,我们邀请市纪委领导为全院职工作廉政建设讲座,在住院部和行政区域打造了两条"医院廉政文化长廊",在 24 楼大会议室推出了一期"廉政文化警示教育展览",为全院职工配发"廉洁警示鼠标垫"。通过这种创新的形式来传播廉政知识、弘扬廉政文化、启迪廉政思想,取得了很好的成效。继 2014 年我院推出第一本医学人文读本《医之魂》后,2015 年我院又推出了第二、第三本医学人文读本《支医日志》《丛林记忆》,组织全院职工阅读我们自己编写的医学人文书籍,为建设先进的医院文化、打造人文医院开了个好头。

新技术、新项目不断开展,学科建设进一步深化,吴医技术品牌正在形成

2015 年是我院"学科建设发展年",我们坚持高起点、高标准、高水平的原则,瞄准前沿目标,制订了较为完善的学科建设和人才培养规划,进一步细分二级专科,大力推进苏州市重点专科创建。2015 年,皮肤科顺利通过了市重点专科复审;超声科全体同仁在吴桂花主任的带领下,发扬"自找压力,负重奋进,超越自我,追求卓越"的精神,顺利将超声科创建成我院第三个市重点专科。目前,我院已经拥有了三个市重点专科——皮肤科、消化内科和超声科,在学科建设、品牌立院之路上迈出了坚实的步伐。

目前,皮肤科已经下设四个二级专科(皮肤内科、皮肤外科、性病科、医学美容科),新技术、新项目不断开展,医疗技术水平全市领先,皮肤病病理诊断技术全省领先;消化内科无痛内镜比例不断提高,高难度内镜下

黏膜下剥离术（ESD）常规开展，小肠内镜检查技术不断完善，胃肠道早癌发现率接近30%（在苏州大市范围内处于领先地位）；超声科常规开展超声引导下经直肠前列腺穿刺活检术、超声引导下甲状腺细针穿刺术、超声联合血清学筛查15—20W胎儿早筛等三级医院的医疗技术。三个市重点专科高难度新技术的开展为其他学科新技术、新项目的开展做了很好的示范。

2015年，我院还将甲乳专病、肛肠专病独立设置为甲乳科和肛肠科，竞聘产生了年轻的学科带头人，普外科二级专科建设得到了进一步细化。另外，我院儿科（含儿科、小儿呼吸科和新生儿科）、妇产科（含妇科和产科）、麻醉科、心胸外科、心血管内科、ICU等学科正在紧锣密鼓地加强技术内涵的提升和教学科研的发展，争取在下一轮市重点专科创建中再创佳绩。

2015年，我院发表了2篇高质量的SCI论文，实现了SCI论文零的突破；发表了多篇中华级的学术论文；又有2个医学小发明获得了专利；多项科研成果在吴中区科协获科技进步奖。

在人才引进、培养方面，一大批三级医院专家定期来院指导；妇产科彭洁主任被选送至澳大利亚悉尼大学医学院进修学习；心血管内科徐云主任、儿科高兰平主任被评为江苏省第一批"卫生拔尖人才"；从三级综合性医院引进病理科主任汪娟，自主开展术中快速冰冻诊断，提高了我院病理诊断水平，为相关学科新技术、新项目的开展提供了坚实的技术保障。

强化医疗质量管理，落实医改政策，提升医疗服务水平

2015年4月20—26日，我院举办了主题为"倡导人文关怀，提高医疗品质，构建和谐医患关系"的第七届"医疗安全活动周"活动，通过系列讲课、培训、现场操作比赛、医护知识竞赛、优秀病历展示等活动，进一步强化了医务人员的风险意识和质量意识。

各职能部门强化管理职能，通过加强基础管理、落实环节质控、抓好终末质评、狠抓持续改进，使医疗服务质量稳步提升。大力推进信息化临

床路径管理,形成了较为完善的信息化临床路径管理体系。为全面提高合理用药水平,我院制订了《吴中人民医院合理用药实施方案》,实行总量控制、分级管理、动态监控、定期通报等措施,通过加强处方、医嘱点评落实药品管理,促进合理用药。进一步完善医疗、护理、医疗外不良事件报告制度及报告流程。院感质控通过了苏州市 ICU 院感质量达标考核,并在苏州市二、三级医院消毒内镜、灭菌腔镜专项督查中取得了全市第二名的好成绩。

2015 年 10 月 28 日我院正式实施公立医院医药价格综合改革,取消药品加成,降低大型设备检查等费用,提高诊疗费、护理费等综合服务类项目及手术价格,但患者的就医负担总体不增加。为了落实医改政策,我们做了大量前期准备,对医院各项收入情况做了梳理与分析,对医务人员做了全员培训,对门诊、住院患者做了广泛宣传、解释,顺利推进了此项价格改革工作。

进一步深化优质护理服务,提升护理管理水平

护理部实施科学护理管理,签订《护士长目标岗位责任书》,统一使用护士长每日工作指引表,强调护士长现场管理,重点提高护士的床边综合能力,全面推进优质护理服务。选送护士长进修、护理骨干培训,不断提升护理综合管理水平。根据《江苏省实施医院护士岗位管理的指导意见》,探索实施护理岗位管理,护理排班体现能级对应、分层管理。随着二级专科的不断拓展,我院在院科两级加强专科护士培养,先后选派消化内科、皮肤科、妇产科、ICU、儿科、急诊科等科室的护士进行专科进修培训,推进了我院专科护理的发展。邀请省内外护理专家来我院进行专题培训,制订分层培训计划,护理在职教育覆盖率达 100%。开展"中英文双语读书报告会",营造出勤奋学习和钻研业务的良好氛围。在 2015 年 6 月全市护理"三基"考试中我院获得了全市第三名、二级医院第一名的好成绩。

创新服务内涵,推出人性化服务举措,提升服务品质

我们从患者需求出发,持续改善医疗环境,增加服务内容,提升服务质量。门诊区域增设休息椅子,设置开水炉,提供直饮水,并增加相应的指引牌。增设自助售货机,开设24小时便利店,方便患者及家属购买食物及日常用品。邀请礼仪培训老师来院培训,提高门诊导医和护士的礼仪水平,提升医院形象。免费租借雨伞,方便广大患者。产科开设优孕课堂、产后康复中心,建立吴中准妈妈交流会QQ群。18病区成立"爱之翼"小组,上门为出院病人进行健康宣教,解决管道维护等问题。19病区完善了预约检查送检流程,播放视频指导患者进行呼吸操锻炼。急诊科开展"高危因素评估及告知"培训,加强与危重病人及家属的沟通。门诊部印制新入科护士必读手册,对门诊就诊患者进行深度访谈。内镜室护士采用标签提示法,确保每个检查治疗病人的安全。通过创新服务,患者对医务人员的满意度不断提高,促进了医患和谐。

加快推进信息化建设,临床服务能力迈上新台阶

2015年,我院信息网络构架日趋完善,新增并优化了HIS系统功能。物资管理模块功能及报表得到完善,西药房新增皮肤科发药专窗模块,新增中药库管理模块、药品处方限额管理功能、诊间预约功能。新版(万户)OA上线。自行研发超声排队叫号信息登记系统,通过该系统,超声分诊台可通过扫描就诊卡或发票条形码从HIS系统中获取患者的基本信息并进行排队叫号登记,从而启用整个排队叫号系统,提高了效率,提升了服务质量。

业务建设实现新的突破

2015年医院全年收入首次突破4亿元,取得了里程碑式的成就。全年门急诊总人次达到798904,出院总人次达20853,住院手术例数达5208台,其中三、四级手术例数高达2218台,病床使用率达95.6%,平均住院日缩短为7.9天,药占比降至44%,医院各项业务呈现出持续、快速、健康

发展的势头,医院发展已经形成良性化态势。

2015年,我们取得了"学科建设发展年"的丰硕成果,圆满完成了"十二五"规划所制定的目标任务。2016年是"十三五"规划的开局之年,结合医院实际情况,我们将2016年定位为"医疗服务提升年",紧紧围绕"一个主题,两个目标,三个提升计划"认真组织实施。期望通过一年的努力,能够持续提升医疗服务质量,提高医务人员的职业道德素养,提高患者满意度,创建省文明单位,构建和谐医患关系,开创医院工作的新局面。

"一个主题"就是"医疗服务提升年"。提升医疗服务质量,是医院工作的生命线和永恒主题,"医德好,质量好,服务好,群众满意"是这项主题活动的主要内容之一。为此,我们要赋予医疗服务工作全新的内容,进一步加强医疗服务能力建设,强化公立医院的公益性,严格执行核心制度,坚决落实"三合理"规范,建立长效机制,推动活动持久深入地开展,努力为广大人民群众提供安全、高效的医疗服务。

"两个目标"就是"创建江苏省文明单位"和"落实20项核心考核指标"。创建文明单位是我院近几年在实现跨越式发展过程中的一项重要工作。我们在大力发展学科建设的同时,通过文明单位建设,让全体医务人员进一步强化"以病人为中心"的服务宗旨,不断提高医务人员队伍素质,提高社会满意度,让人民群众切实感受到医院文明单位创建所带来的变化,建立良好的社会形象,促进医院更快更好地发展。2014年我们成功创建为吴中区文明单位,2015年我们又成功创建为苏州市文明单位。2016年,我们要在现有的基础上继续努力,进一步推进精神文明建设,争创江苏省文明单位。

为了进一步提高绩效,优化服务,促进医改,苏州市卫计委和吴中区卫计局均下发了"比绩效,优服务,促医改"活动方案,提出了20项绩效考核指标,它们分别是平均出院人次费用、平均门诊人次费用、平均住院日、职工人均服务量、药占比、中医药工作、耗材比、检查化验占医疗收入比例、人员支出占总支出比例、三四类手术占总手术比例、临床路径管理、门诊抗菌药物处方比例、住院患者抗菌药物使用率、预约诊疗、电子病历覆盖率、优质护理、医疗不良事件、完成政府指令性任务、重点学科建设、患者满意度和职工满意度。2016年我们的第二大目标就是结合我院实际，认真梳理医疗服务过程中存在的问题，创新思路、创新举措、创新方法，完善医院绩效管理机制，狠抓落实，确保20项绩效考核指标能够考核到位，并进一步优化，在年底的市、区综合考核中成绩名列前茅。

"三个提升计划"就是"门诊服务提升计划""病区服务提升计划"和"医疗医技服务提升计划"。

此次"医疗服务提升年"活动，医院党委和院部领导班子都高度重视，院长、书记亲自挂帅，各分管领导亲自抓具体工作，建立了完整的组织体系。各职能部门和科室负责人要在院部的统一领导、指挥下，进一步提升管理意识、责任意识、创建意识和服务意识，带领科室全体员工积极投身于此次活动之中，为医院的建设发展再做贡献。

根据院部统一规划，将在门诊全力推进"门诊服务提升计划"，在门诊一楼大厅重点打造以全国五一劳动奖章获得者罗兰香的名字命名的"兰香服务岗"，并由罗兰香护士长领衔"兰香服务岗"的班组长；在门诊二楼大厅依托中医科大力弘扬传统中医药文化，讲述中医大家的医德故事；在门诊三楼努力打造消化内镜中心和超声科两个苏州市重点专科的品牌窗口；在门诊四楼苏州市重点专科皮肤科候诊区域建设"学习马海德，大爱献人民"主题医德医风教育基地，力争建成中国麻风协会江苏省医德教育基地；在门诊五楼打造动态的医院文化长廊，将文化宣传常态化。

同时，住院部将全面推进"病区服务提升计划"，各病区开展"三米阳光"活动，喊出"三米阳光，温暖你我"的口号；在19病区设立市劳模钱爱萍领衔的"劳模服务岗"，率先在我院推出护士床边服务模式；进一步深化优质护理服务，丰富服务内涵，细化服务内容，真正把护士还给病人，提供温馨、贴心、爱心、个性化的优质护理服务。同时，还将在全院推进"医疗医技服务提升计划"，从而全面提升我院的医疗服务质量，打造吴医服务品牌。

2016年，在大力推进"医疗服务提升年"的同时，我们将进一步推进医院文化建设。一家医院只有拥有了先进的医院文化，才能拥有持续发展的动力，才能真正创造辉煌。新的一年里，我们要努力践行我们的医院精神、核心理念、医师精神、护士精神，讲人文、讲奉献、讲医德、讲服务，继续认真阅读医学人文读本《医之魂》《支医日志》《丛林记忆》。2016年我院将推出又一批医学人文书籍《吴医之路》《仁心仁术》《诺奖之光》等，持续开展读书节、年轻医护人员读书报告会活动。我们要不断提升医院文化品质、医疗服务品质和患者满意度，用我们不懈的努力和博大的情怀，用我们的医者仁心和人文关爱，将吴中人民医院建设成患者满意、职工满意、政府满意的国内一流的人文医院。

　　忙碌而充实的2015年，是我们精益求精、追求卓越的一年，是全体吴医人敢于追梦的一年。回眸昨天，我们无限留恋。2016年，我们将继续努力，开拓奋进，秉承"团结，开拓，奉献"的医院精神，心怀梦想，只争朝夕，坚实地迈出"十三五"规划开局的第一步，朝着心中的目标大步前行！

（2016年2月）

以患者为中心 以安全为抓手

医疗安全是医疗质量管理的核心内容,也是反映一所医院综合管理水平的重要标志之一。近年来我国医疗纠纷数量居高不下,部分纠纷事件被媒体炒作得沸沸扬扬,损害了医院的整体形象,医疗安全成为社会关注的热点问题。今年3月29日,国家卫计委联合公安部等四部委召开了视频会议,强调部署医疗安全工作。为了进一步加强我院医疗安全管理,最大限度地消除医疗安全隐患,减少医疗差错,杜绝医疗事故,我们以患者为中心,以安全为抓手,于2009年推出了"医疗安全活动周"活动。此项活动开展七年以来取得了良好的效果,增强了全院职工的安全意识和质量意识。今年我们已经是第八次举办"医疗安全活动周"的活动了,今天在第八届"医疗安全活动周"的开幕式上,在感谢大家辛勤工作、无私奉献的同时,我对我院的医疗安全管理工作再提几点要求。

首先,随着医院发展的不断加快,医院业务量快速提升,疑难杂症患者、老年患者、危重患者、三四级手术也在不断增多……在高速发展的道路上,如果不加强管理,不落实患者安全目标,就会增加安全风险系数,有可能给患者带来不良后果。面对新形势,全院职工要进一步统一思想认识,各职能部门和各相关科室要增强抓好医疗安全管理工作的紧迫感和责任感。医疗安全是医疗质量管理的核心内容,是医院管理工作的永恒主题。各职能部门、各相关科室和全院职工一定要牢固树立"医疗安全重于泰山,人民健康高于一切"的观念,重视医疗安全,防范不良事件。职能部门和相关科室在管理过程中,要不断健全完善医疗安全管理制度,注重医院规章制度和人员岗位责任制度,特别是首诊负责制、三级医师查房制、疑难病例讨论制、术前讨论制、查对制度等核心制度的落实和检查。要定期召开会议,专题研究医疗安全工作,及时分析掌握医疗安全动态,采取切实有效的措施加强医疗安全管理。

其次，"三基三严"培训是新形势下医院内涵建设的重要内容，不仅是提升医护人员综合素质的途径，也是提高医疗质量、保障医疗安全的重要手段。2016年，我们要进一步加强对医护人员的"三基三严"培训，夯实"三基三严"基础，不断提高全体医护人员的临床理论及技能水平，成为患者放心、公众认可的好医生、好护士，更好地为老百姓的健康保驾护航。为达到"强化基础，注重实效"的目标，院部将以多种形式进一步加强对全体医务人员的医疗卫生管理法律、行政法规、部门规章、诊疗护理规范、常规、医疗服务职业道德等方面的培训和教育，努力转变医务人员的思想观念，强化质量意识和服务意识，提高业务能力，提高安全防范能力，提升综合素质，用医务人员的职业操守和精湛技术来筑牢医疗安全这道防线。

再次，要抓好重点环节管理，进一步规范医疗工作和医师的诊疗行为。各职能科室和临床、医技科室要把安全管理摆在医疗工作的首位，切实落实核心医疗制度，强化医院感染管理措施，加强药品和医疗器械临床应用管理，推动药物临床合理应用，将"三合理"落到实处。要进一步规范诊疗流程，狠抓医疗服务过程中的重点环节、重点区域、重点人员管理。对急危重症或涉及多科的病人，要严格实行首科首诊负责制，疑难病例要及时组织会诊，尽早明确诊断，实施有效治疗；在节假日、夜间、交接班之际科室要配足力量，以应付突发事件，尤其要严格遵守交接班制度，以免出现脱空断档；对高危科室如外科、妇产科、新生儿科、手术室、急诊科等要加强领导，重点管理；对急诊人员、院前急救人员要重点培训，重点防范；要定期对药品器械进行全面检查，使药品器械保持良好的应急状态，确保临床用药安全和设备安全使用；要落实后勤保障工作，保证水、电、暖、气的供应，防范医疗外不良事件发生。

最后，培育人文情怀，注重人文关怀，开展优质服务，把"以病人为中心"落到实处。人文精神是医者的品质和社会责任，无论置身于怎样的环境都不能放弃爱心、责任心和进取心。我们看的不是病，而是病人，因此，医护人员在医疗服务中一定要注重对患者的人文关怀，转变服务作风，以

"生物—心理—社会"的"全人"医学模式来对待每一个患者,学会主动与病人沟通、交流,努力为患者提供温馨、细心、爱心、耐心、及时的医疗服务。医学是一种专业,而非一种交易;是一种使命,而非一种行业。医生开给患者的第一张处方就应该是关爱。希波克拉底把医患关系定位为师生关系,他在他的誓言里说:"对传授我医术的老师,我要像父母一样敬重。"我们要牢牢记住这句话,真正把"以病人为中心"落到实处。为了进一步弘扬医学人文精神,不忘初心,牢记使命,使医学回归人文,我们把今年"医疗安全活动周"的主题确定为"医学人文——架起医患沟通的桥梁",期待通过倡导人文关怀和人文医院建设,进一步提升我院广大医务人员的人文修养,使其成为医患之间沟通的一座桥梁,使得医患关系逐步走向和谐,让医学真正成为一门仁术。

像以往一样,今年的"医疗安全活动周"活动,院部、相关职能科室和各临床、医技科室都做了精心安排。院部将通过系列讲课、培训、竞赛等活动,各科室将采取适合本科的形式,来进一步强化医务人员的风险意识和质量意识,落实患者安全目标,提升广大医务人员的人文修养,不断提高医疗服务质量,提升患者满意度,为广大人民群众提供优质、安全、高效的医疗服务。

预祝吴中人民医院第八届"医疗安全活动周"活动获得圆满成功。

(2016 年 4 月)

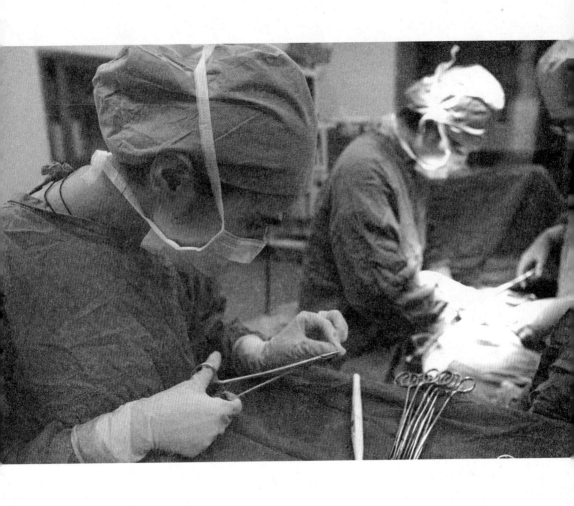

最美的祝福献给最美的吴医天使

五月的鲜花开满了大地,五月的歌声为我们唱响。在这美好的季节,在这快乐的时刻,我们怀着喜悦的心情,在这里欢聚一堂,共同庆祝我们护士自己的节日——"5·12"国际护士节。

今天,借着庆祝国际护士节这个机会,我谨代表医院领导和全院职工,向辛勤工作在临床第一线、为了患者的健康而无私奉献的全院护士姐妹表示崇高的敬意和节日的问候,也通过你们向一直支持医院工作的你们的家属表示衷心的感谢!

"5·12"国际护士节是为了纪念近代护理学的先驱南丁格尔,激励广大护理工作者继承和发扬"燃烧自己,照亮别人"的人道主义精神而设立的。我院广大护士姐妹沿着南丁格尔的足迹,秉承全心全意为人民服务的宗旨,在平凡的护理岗位上,恪尽职守,精心护理,爱岗敬业,无私奉献,认真履行白衣天使的神圣职责,谱写了一曲动人的天使之歌。

护理工作是一项崇高的职业,它和关爱、和人类健康、和神圣的生命紧密相连。我院全体护士姐妹在护理部、科室护士长的带领下,大力弘扬"一切以患者为中心"的护士精神,始终坚持"服务必规范,质量是生命"的核心理念,以严谨的态度、精湛的技术、赤诚的爱心和无私的奉献,精心护理好每一位患者。岗位就是责任,服务就是使命,工作就是荣誉,正是你们的真情付出,才有了一方百姓的平安健康。

2015 年是我院的"学科建设发展年",在全院职工的共同努力下,学科建设取得了丰硕的成果,超声科成为苏州市重点专科,皮肤科通过了苏州市重点专科的复审,医院还成功创建为苏州市文明单位。配合医院的学科发展,护理工作也取得了巨大的成效,优质护理服务进一步深化,专科护理服务得到了强化,一系列人性化的服务举措使患者的满意度不断提高,各项医疗质量核心数据进一步优化。这些成绩的取得,是我们330多名护士和全院职工共同努力、无私奉献的结果。

2016年是我院的"医疗服务提升年"。今年我们确定了"一个主题,两个目标,三个提升计划",医院各项工作正紧紧围绕"服务提升"这个主题而全面展开。为此,护理部推出了"三米阳光"人文护理服务新举措,设立了门诊"兰香服务岗"、病区"劳模服务岗"。全院护士人人参与,优质护理服务进一步深化,"三米阳光"正成为我院优质护理服务的品牌。

吴中人民医院全体护士姐妹,你们是最美的吴医天使。你们这支优秀的队伍,是一支抗击病魔、骁勇善战的队伍,是一支救死扶伤、无私奉献的队伍,是一支崇尚医德、勇于担当的队伍,是一支热爱事业、不懈追求的队伍。你们在平凡的护理岗位上辛勤工作,无私奉献,以精湛的技术和崇高的职业道德,赢得了患者对你们的信任。正是因为你们的不懈努力和无私奉献,吴中人民医院才有了今天的成绩,我们的明天也将因你们而更加美好。此时此刻,作为一院之长,我的心里非常清楚,你们为了服务好患者,为了医院的发展,付出了很多、很多……

你们少了花前月下的浪漫,把时间留给患者,将人生定格在白与黑、昼与夜的旋律之中;你们不管生物钟是否颠倒,面对超负荷的工作量,心中想的依然是患者的需求;你们顾不上陪伴自己的父母,却让更多的老人颐享天年;你们顾不上照顾自己的孩子,却使更多的孩子天真烂漫;你们秉承全心全意为人民服务的宗旨,用"人道与博爱"践行烛光下的誓言,把默默无闻的奉献化作无悔人生的一个个亮点。

护理工作平凡朴实,没有石破天惊的豪言壮语,有的只是脚踏实地,写满了责任,写满了奉献。正是你们的真情付出,一个个虚弱的病体才变得强健,一张张痛苦的面容才展开笑颜。死神因你们却步,生命因你们延续。

"爱在左,同情在右,走在生命的两旁,随时撒种,随时开花,将这一径长途,点缀得花香弥漫,使穿枝拂叶的行人,踏着荆棘,不觉得痛苦,有泪可落,却不是悲凉。"我不知道冰心用诗一样的语言写下这段话时,是否想到了我们护士,但我觉得这一段话语,正是对我们护理工作的最好诠释。

今天，我们在这里隆重庆祝"5·12"国际护士节，赞美白衣天使。我要把这段弥漫着花香的文字，献给我院全体护士姐妹。

最后，再一次祝福全院护士姐妹们，祝你们节日快乐，永远健康，永远幸福，永远美丽。

祝我们吴中人民医院的明天更加美好。

（2016 年 5 月）

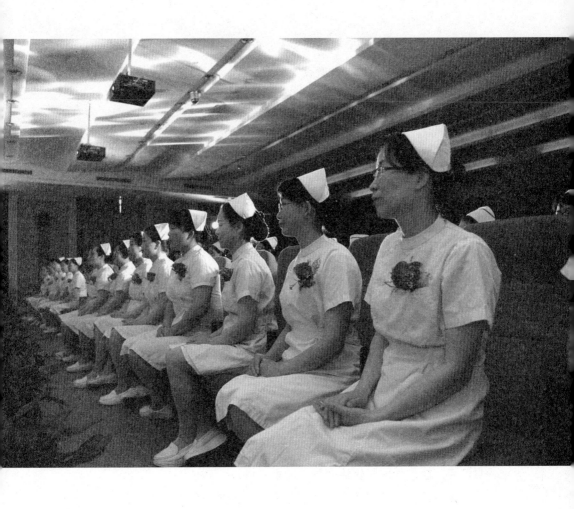

人才强院：得人才者得天下

近年来，医疗市场竞争日益激烈，而在市场经济条件下，医院要在激烈的竞争中立于不败之地，就要充分认识到人力资源因素在医院发展中所起到的重要作用。医院要发展，人才是关键。医院之间的竞争，其实就是人才之间的竞争。人才队伍建设已经成为医院可持续发展的核心内容。在我院的十六字办院方针中，就重点突出了"人才强院"这个核心重点。

国以才立，政以才治，业以才兴。在医院管理中，人才是兴院之本，是强院之道，是可持续发展的基石。在公立医院改革日益深化、民营医院雨后春笋般兴起的今天，只有树立精品意识，培育精英人才，建设一支创新能力强、综合素质高、管理能力出色的精英队伍，为医院各项工作的开展提供人才支持，才能更好地推进医院的建设发展，提升医院综合实力，增强医院市场竞争力，促进医院的持续稳定发展。

在实施"人才强院"的过程中，如何吸引优秀人才，如何培养优秀人才，如何挽留优秀人才，如何合理利用人力资源，如何做到人尽其用，使资源利用最大化，避免人才流失，已经成为我们面临的重要课题。我们要在人才队伍建设的实践过程中，不断发现问题，积累经验，总结出适合自身实际的一套机制和管理办法，形成选人、育人、留人、用人的良好机制，只有这样才能确保医院健康有序地向前发展。

新一轮公立医院改革使我们面临新的机遇和挑战。竞争和发展已经成为时代赋予我们的重要命题。"十三五"期间，医院面临的环境更为复杂，竞争也更加激烈。我们深知，良性的竞争归根结底是人才的竞争，科学的发展始终应该坚持以人为本、以人才为中心。因此，我们必须高度重视人才队伍建设，加大人才引进与培养的力度，给人才以施展才华的舞台,只有这样才能为医院在"十三五"期间的可持续发展注入新的活力。

为此,我们必须理清思路,把握重点,在解决主要矛盾和紧迫问题上下功夫。当前,我们在医院人才队伍建设中还存在着不少问题,比如优秀人才的选拔培养机制还不够规范,精英技术、管理人才匮乏,人才梯队出现断层现象,人才激励机制有待完善,等等。针对这些问题,我们一定要有切实有效的对策。为此,我们必须进一步深化改革,建立公开、公平、公正的人才竞争机制,创新精英高端人才的引进机制,加快中青年骨干人才的培养,尽早解决人才梯队断层问题,充分发挥激励机制作用,为年轻员工的发展搭建平台,充分调动他们的积极性和主观能动性,让他们能够在成长的过程中有机会实现自身的价值。

首先,我们要站在医院发展更高的层面上,求真务实育精英。"十三五"期间,我们要创建三级医院,急需一大批精英人才。那么,我们的精英人才到底是什么呢?那就是能够在专科学术舞台上做出成绩、引领潮流、独领风骚的高级人才。这样的人才培养周期比较长,我们在选好对象、自己培养的同时,目前阶段正在采用的"不为所有,但为所用"的合作模式也应该是较为实际并能在短期内产生较大成效的方法。

循着这样的思路,我们与上海仁济医院、长征医院、肿瘤医院、胸科医院、南京鼓楼医院、省人民医院、中科院皮研所、苏大附一院、苏大附二院、市立医院等"三甲"医院的相关科室和相关专家建立了密切的联系,邀请这些国内外知名专家教授来我院看门诊、查病房、对疑难杂症进行会诊、讲学授课、做手术示范和技术帮带等,带出我们的人才,提升我们的技术,建立我们的品牌,培育我们的学术氛围。而今,我们已经成立了"上海市颅脑创伤研究中心苏州临床中心""长征医院麻醉科苏州临床中心""南京鼓楼医院重症医学中心苏州临床中心""苏州大学附一院心胸外科吴中临床中心""苏州大学附一院神经外科吴中临床中心""市立医院—吴中医院·妇幼保健技术合作中心"等多个合作点,相关学科的技术水平、学术地位、社会口碑迅速得到提升,一大批技术人才也应运而生,极大地促进了我院的专科建设和技术人才培养。

与此同时,我们也舍得花代价,培养和引进一批精英领军人才。我们清楚地知道,领军人才是学科、技术的领跑者,是学术舞台上闪闪发光的主角,是实现医院跨越式发展的关键。培养、引进、选好一个领军人才,可以带动一个学科,带出一批重点人才。目前,我院缺的就是这样的领军人才,这就需要我们集中精力、下大力气,全力以赴去做好这项精英人才工程。为此,在"十二五"期间,我们筑巢引凤,花大力气引进了心胸外科主任李钟、心血管内科主任徐云、新生儿科主任张文英、病理科主任汪娟,为他们搭建了学科平台,给以政策倾斜,重点资助,全力扶持他们。这四位相关科室的领军人才扎根我院后不负众望,在各自科室的学科建设与发展上做出了较大的成绩,新技术、新项目不断开展,学科地位迅速提升,为医院的学科建设和人才队伍建设发挥了很好的正向作用。在培养领军人才方面,我们两次选送妇产科彭洁主任去美国洛杉矶希望之城医疗中心和澳大利亚悉尼大学医学院学习深造,彭洁主任学成归来后在妇科微创技术的开展方面发挥了很好的作用,妇产科的学科地位迅速提升,正在向市重点专科挺进。

在引进、培养精英领军人才的同时,我们还突出重点,全力培养重点骨干人才,着力解决人才断层问题。重点骨干人才是学科竞技场上的角逐者,是学科发展的中坚力量,是人才队伍建设的关键。加大重点骨干人才队伍建设,关键是优化选拔培养机制,引入竞争机制,实行动态管理。为此,我们启动了"不拘一格选才,千方百计育才,公道正派用才"的"育苗工程",为中青年技术骨干成才树梯子、搭台子。我们更新用人观念,打破传统论资排辈的惯例,大胆任用新人,通过公开竞聘,选拔出一批优秀年轻骨干走上科室管理岗位,参加区卫计局的名医生、骨干医生评选。我们不断拓宽人才培养的渠道,采取进修学习、在职继续教育、学术交流、委托代培、岗位练兵、技术培训等多种形式,培养中青年业务技术骨干。

在上述基础上,我们还着眼长远,着力培养青年人才。青年人才是医院学科建设与发展的后备力量,是医院的未来和希望。抓好青年人才队伍建设,是人才工作的当务之急。我们高度重视青年人才的选拔和培养,不断完善激励创新机制,营造创新环境,激发他们的求知热情。我们注重"三基"培训,做好住院医师规范化培训、年轻护士素质教育和专科护士培养工作,选送青年技术骨干攻读在职硕士、博士研究生,努力搭建年轻医务人员健康成长的平台。而今,我们欣喜地看到,我院年轻医生作为医院的生力军,他们品学兼优,刻苦学习,努力工作,为医院的建设和发展做出了巨大的贡献。这在很大程度上受益于医院在培养年轻医生方面制定的相关政策与措施的实施。

老专家拥有丰富的临床经验、医学知识和管理经验,拥有一定的知名度。我们充分利用他们的影响力,创造条件让他们发挥"余热"。一是返聘退休老专家在门诊坐诊和在病区查房,保留他们的福利待遇,发放一定金额的返聘金。二是利用老专家优良的技术和作风,通过言传身教传给年轻同志,保持医院的优良传统。三是把有管理经验的老专家充实到医院质控组织中,主要从事医疗质量检查、病案质量评估等工作,收到了良好的成效。

在实施"人才强院"策略的过程中,医院领导的高度重视是做好此项工作的关键。为此,我们以院领导班子为主要成员强化了人才工作的组织机构,从关乎医院生存、建设和发展的高度深刻认识人才建设的重要性,不断完善人才管理机制、工作机制、引进机制、培育机制和激励机制,建立了院部统一领导、科教人事科牵头、其他各部门密切配合的协调发展的人才工作新格局,提升了效率,收获了成果。

俗话说:得人才者得天下! 医院管理亦然。人才问题是关系到我们事业发展的关键问题,是医院事业发展的基石,加快推进人才队伍建设是医院实现可持续发展的重要战略选择。"十三五"期间,我院的人才建设工作只能加强,不能削弱;速度只能加快,不能停步。在今后的工作中,我们要努力营造人才脱颖而出的良好氛围,营造公平竞争的环境,营造崇尚学术的风气,真正形成百舸争流、百花争艳的局面,进一步强化"人才强院"理念,不断完善适合人才成长的工作机制,真正做到谋划发展时考虑人才保证,制订规划时考虑人才需求,研究政策时考虑人才导向,部署工作时考虑人才措施,建立以能力和业绩为导向的人才评价机制。

崇尚学术、追求真理是人才的立身之本、成长之源。为此我们一定要构建能够让人才更好地施展才华的平台,创造优秀人才良好的发展空间,真正实现用事业吸引人才，靠发展凝聚人才，鼓励人才干事业，支持人才干成事业，帮助人才干好事业。今后，我们将更加高调地宣传在学术道路上执着追求的名师大家，重奖在学术上做出突出贡献的优秀人才，改善人才的工作条件和生活条件，让那些呕心沥血、贡献卓著的人才名利双收，使医院真正成为吸引人才的"磁场"、培养人才的"摇篮"、施展才华的"舞台"。

"潮平两岸阔，风正一帆悬。"在"人才强院"战略的引领下，我院人才建设取得了一定的成就，推进了医院发展的步伐。"十三五"期间，我们要进一步认清形势，把握机遇，大力推进人才队伍建设工作，为医院各项事业又好又快地发展提供更加有力的人才保证。

风雨韶华，我们奋进不息！

（2016 年 5 月）

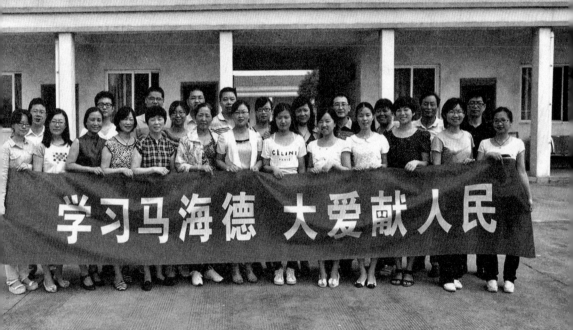

历尽天华成此景　展望未来更美好

　　"十二五"期间,按照"文化建院,品牌立院,科教兴院,人才强院"的十六字方针,我们以理念为先导,锐意创新,笃志进取,努力打造高品质医院。在全院干部职工的共同努力下,我们顺利完成了"十二五"规划,医院业务成倍增长,医疗质量不断提高,群众满意度不断提升,学科建设和文化建设取得了双丰收,人文医院建设扎实推进,医院实现了跨越式发展。

　　2016年,是"十三五"的开局之年,站在新的起点,我们一定要站在维护人民群众健康的高度认真履职,继往开来。为了更好地担当起社会责任,打好开局第一仗,我们将2016年定位为"医疗服务提升年",提出了"一个主题,两个目标,三个提升计划",并且正在有序、高效的推进之中。最近,又有喜讯传来,在苏州市政府所做的苏州市"十三五"区域卫生规划中,吴中人民医院将新增床位500张,定位为三级医院。面对新形势和新机遇,我们一定要牢记使命,不忘初心,全面推进,再铸辉煌。

　　沧海当前,必当扬帆破浪;任重道远,更需策马扬鞭。"十三五"期间,我们要用新思维来决胜新未来,进一步深化公立医院改革,紧紧围绕区医疗卫生事业发展目标,以医院二期建设和三级医院创建为契机,加强医院管理,提升医疗服务能力,推进医患关系和谐发展,努力提高全民健康水平,促进医疗卫生事业健康持续发展。

　　"十三五"期间,我们要完成以下总体目标。① 基本建设:完成医院二期建设,新增500张床位,"十三五"末投入使用。② 医院管理:进一步做强做大吴中人民医院,创建成三级医院;继续推进医院精神文明建设和文化建设,2016年创建江苏省文明单位,2017年冲刺全国文明单位,建设全国一流的人文医院。③ 业务指标:到"十三五"末,实现开放床位1000

张,年均门诊病人超过 100 万人次,年均出院病人超过 4 万人次,病床利用率达 92% 以上,年均手术超过 1.2 万台次,年医院总收入超过 6 亿元。④ 学科建设:以皮肤科、消化内科、超声科为基础,争创省级重点专科 1 个;以儿科、妇产科、麻醉科、重症医学科、心血管内科、心胸外科为基础,再创 3 个市级重点专科。⑤ 人才队伍建设:"十三五"期间培养 3 ~ 5 名市级学科带头人或领军人才,培养 1 ~ 2 名达省内水平的学科带头人,引进或培养 5 名以上博士研究生。⑥ 教学科研:加强"三基三严"和医学继续教育,发表 10 篇以上 SCI 论文,获省级科技奖 1 项以上,市级科技奖 3 项以上,市社会哲学优秀成果奖 1 项以上。

"十三五"期间,我们要按照三级医院的要求,以患者为中心,以安全为抓手,加强内涵建设,提高医疗质量,构建医疗服务管理新常态,强化区级综合医院的龙头地位,全面开创医院各项事业发展的新局面。要按照国家卫计委、国家中医药管理局《关于印发全面提升县级医院综合能力工作方案的通知》精神要求,全面达到江苏省县级综合医院建设推荐标准,打造全国一流的县级综合医院服务品牌。

"十三五"期间,我们要完成以下具体任务:① 强化"三基三严"训练,健全医院医疗质量和医疗安全核心制度,规范诊治行为,全面提高医疗服务质量;健全患者安全质量保障体系,强化首诊负责制,落实病区床位责任医生制、责任护士制;加强医患沟通,构建和谐的医患关系。② 强化医疗安全风险管理意识,完善医疗风险防范机制,充分发挥医疗质量与安全管理领导组织和主管部门的作用,完善医疗安全事件报告制度和预警制度,落实患者安全目标。③ 深化优质护理内涵,落实护理岗位管理,合理设置护理岗位,实施科学护理管理;实施护士分层培训制度,做好护士长、护理骨干、专科护士和年轻护士的梯队建设;做好重点环节应急管理,鼓励主动上报护理不良事件;深化"以患者为中心"的责任制整体护理,持续提升护理质量。

"十三五"期间,我们要遵循"稳定队伍,优化结构,突出重点,提高水平"的原则,逐步建立促进医疗资源合理配置与开发利用和优秀人才成长的有效机制,建设一支结构合理、医德高尚、技术精良的高水平医疗队伍,重点打造四个层次的人才培养与支持体系。

第一层次:坚持"不为所有,但求所用"的原则,着眼于吸引具有市内一流、省内领先水平的学科带头人,重点实施"特聘学科带头人计划",加快推进优秀学科团队建设。

第二层次:加大人才基金投入,优化人才引进计划,着眼于吸引、培养和造就一批学术基础扎实、具有突出创新能力和发展潜力的优秀人才,重点实施"学科带头人计划",支持其开展创新型研究工作,承担省市级科研任务。

第三层次:着眼于培养品格优秀、具有一定创新能力和发展潜力的青年骨干医生,重点实施"青年骨干计划"。鼓励和支持青年骨干医务人员参与科研工作、进入国内外高水平医学院校和重点科研基地研修学习、开展经常性的学术交流活动,不断提高学术水平、创新能力。

第四层次:着眼于青年医务人员的学历提升和知识更新,以此带动医院医疗队伍整体素质的提升,重点实施"年轻医务人员培养计划"。通过政策引导,充分调动医务人员学习的积极性,将硕士、博士培养纳入日常重点工作,鼓励攻读在职硕士、博士学位,改善全院医疗队伍的学历结构,提升全体医务人员素质。

"十三五"期间,要继续推进学科建设,积极开展新技术、新项目,提升解决疑难杂症的综合能力;加快急诊急救人才队伍建设,加强全院急救知识和技能培训,严格执行首诊负责制,保证急诊绿色通道畅通,提高应急处理能力和急救能力,提高多科联合救治能力;急诊科建设成为独立型科室,开设120病区。

"十三五"期间,要进一步加强对外联络,开拓学术视野,深化与三级医院和高等院校的院院合作,在创建成三级医院后,力争成为苏州大学附属医院,借助医学院校的外力,在医疗联动、学科建设、人才培养、科教协作、医疗技术交流、管理分享等方面实现优势互补、资源共享、增加效率、提高质量,快速提升医院的整体实力。

"十三五"期间,要加快医院信息化建设,启用门诊电子病历,建立临床数据中心(CDR);进一步扩大电子临床路径的实施范围,完善医院数据仓库和决策支持系统;结合医院二期项目信息化建设,建设新机房,建立服务器虚拟化和数据中心虚拟化,建立双线路网络容灾系统;完善移动医疗和远程会诊系统,发挥区域临检中心和区域影像中心作用;落实电子认证,实现全院电子签名;建立以物联网为基础的物资管理系统、卫生材料管理系统、医疗废弃物管理系统;充分利用自助机、医院微信平台、APP平台,改进门诊预约服务模式和缴费模式,方便患者就诊;配合区域平台建设,完善区域数据交互,实现完整的健康档案调阅;细化绩效考核和成本核算,充分利用信息化手段,提高医院综合管理水平。

"十三五"期间,要将党的建设与医院中心工作紧密结合,充分发挥党委核心作用,牢牢把握医院发展方向。医院主要领导、党员干部要充分发挥模范带头作用,进一步增强理论学习的自觉性,增强密切联系群众的自觉性,增强解决自身问题的自觉性,密切联系群众,充分发挥共产党员的先进性,努力推动医院党建工作再上新台阶。

"十三五"期间,要进一步加强医院文化建设,创新宣传思路和文化培植,唱响行业好声音。医院文化的核心就是医院精神和集体价值观,它是一种凝聚职工,促进职工积极开拓创新、敬业爱岗的无形动力,是引导职工发扬救死扶伤、精益求精精神的有效力量。通过加强医院文化建设,倡导全院职工践行医院精神、核心理念、医师精神、护士精神。通过弘扬先进的医院文化,统一员工思想,凝聚人心,提升"一切为了病人"的服务意识,培育医师职业精神与人文精神,让医学在吴医这座白色圣殿里散发出暖暖的温度。通过加强院容院貌建设、设立门诊"兰香服务岗"、深化志愿者服务活动、开展住院病人的人性化贴心服务、阅读《医之魂》《支医日志》《丛林记忆》《吴医之路》《仁心仁术》《诺奖之光》等本院员工编写的医学人文书籍,全面提高全体医务人员的人文素养,提升人性化服务内涵,努力打造全国一流的人文医院,早日实现"吴医梦"。

改革与创新是我院永不枯竭的发展动力。站在"十三五"的新起点上,吴医人豪情满怀,勇做社会公益的担当者,努力拓宽医院发展的新维度,按照"吴医梦"的目标,把吴中人民医院建设成苏州市南部区域1000张床位规模、环境优美、设备精良、功能齐全的现代化综合性医院,建设成管理一流、服务一流、人才一流、技术一流的高品质三级医院,建设成群众满意、政府满意、职工满意的人文医院。

梦想一经点燃,势必绽放出璀璨的光芒。今后的日子里,我们将坚定不移地走"文化建院,品牌立院,科教兴院,人才强院"之路,倾力打造全国一流的人文医院,让吴中区和苏州城南的老百姓在家门口就能享受到一流的优质医疗服务。

历尽天华成此景,展望未来更美好。我们不懈努力,一切为了患者的健康;我们卓越运营,争取医院更多的荣耀;我们崇尚医德,展开技术与人文的双翅;我们继往开来,一心向着美好的明天。

(2016 年 6 月)

后　记

　　在医院的一次意外变故后，我被匆匆推到苏州市吴中人民医院的院长岗位上已有四年多时间了。刚接手工作时，医院状况不容乐观，业务量严重不足，学科建设滞后，专业人才缺乏，发展方向不明，社会口碑差，职工收入低，人心涣散……一时间心中忐忑不安，不知如何开展工作。

　　好在有全院职工的信任及院领导班子的支持，这给了我巨大的鼓励和信心。于是，在2012年初，借吴中区卫生局在穹窿山下孙武苑召开院长年会的机会，我和沙跃荣书记吃过晚饭后在房间内彻夜长谈。正是这次推心置腹的谈话，理清了医院的工作思路，确立了一手抓文化建设、一手抓学科建设的管理抓手，使医院有了涅槃重生的机会。

　　一个月后，我们在太湖边香山国际大酒店的一个中型会议室里召开了全体中层以上干部参加的"2012年医院工作会议"，下决心要打破发展瓶颈，通过"学科"与"文化"两个抓手，向管理要效益，向服务要市场。这次会议，我们科学谋划，高瞻远瞩，分析了医院的状况，明确了今后的工作思路，布置了当年的工作重点，展望了未来几年的发展方向，统一了大家的思想，明确了目标任务。

　　在办院方针上，我们喊出了"文化建院，品牌立院，科教兴院，人才强院"的响亮口号。文化建院，就是要把先进文化建设作为医院的灵魂，升华核心价值观，托举起神圣的医学职业精神；品牌立院，就是要用先进的技术和优质的服务品牌，赢得患者的信赖，对外树立良好的口碑；科教兴院，就是要医、教、研三位一体，通过加强科教工作来打造我院既有特色又有竞争力的重点学科；人才强院，就是对外要广揽人才，对内加大人才培养的力度，通过加强人才队伍建设为医院的跨越式发展提供可持续的强大支撑。

按照这个方针,我们励精图治,不懈努力,医院管理分阶段抓重点,集中难点问题一个一个解决。2012 年我们重点构建二级专科,2013 年为"等级医院评审年",2014 年为"医疗质量管理年",2015 年为"学科建设发展年",2016 年为"医疗服务提升年"。我们一手抓学科,一手抓文化,凝心聚力,攻坚克难,踏踏实实开展工作,一路高歌前行,终于使医院走出困境,迎来了跨越式发展的新局面。

在全体吴医人的共同努力下,经过四年多的发展,医院收入从原来的 1 亿多元增至 4 亿元;学科从大内科、大外科、妇产科、儿科、骨科的大格局,细化为所有二级专科都已设立,达到三级医院标准,一大批年轻骨干人才脱颖而出,走上学科带头人的岗位;市重点专科从无到有,皮肤科顺利通过复评,消化内科、超声科成功创建。

在 1995 年首次通过"二甲"评审后,2013 年又以高分通过了"二甲"复审;发表 SCI 论文 3 篇,获得专利发明 5 项,均实现零的突破;精神文明建设成绩斐然,成功创建为区、市文明单位,创建成果惠及民生,目前正在创建省文明单位;编写出版《医之魂》《支医日志》《丛林记忆》等医学人文书籍,填补了国内医学人文读物的空白,在人文医院建设的道路上迈开了一大步。

"宝剑锋从磨砺出,梅花香自苦寒来。"医院这些成绩的取得,让自己对医院管理和吴医的明天有了更多的想法和期待。回眸四年多来的探索发展,回首曾经的挫折与失败、光荣与梦想、成绩与经验,心中自是难以平静。为了记住这段难忘的历程,和全体吴医人分享这些经历,我将自己这四年多来的一些讲话、发言、笔记和管理论文做了整理,于是就有了这本《吴医之路》。

《吴医之路》是院长职业生涯中的一场医院管理探索,是在艰难而执着的过程中所思、所想、所悟、所为的真实记录。四年多的心血与汗水,九百多人的努力与拼搏,终于迎来了吴医今天的大好局面。在本书付梓出版之际,谨向沙跃荣书记、吴兵副院长、蔡宏华副院长、吴医领导班子其他成员、全体中层干部、全院职工致以衷心的感谢!感谢神经外科马力主任和摄影社同仁为本书提供了精美的照片。感谢江苏省文联秘书长、著名书法家郑必厚先生为本书题写了书名。

　　风雨多经人未老,关山初度路尤长。着眼今朝,医院发展蓬蓬勃勃;放眼未来,我们还需更加努力。站在新的起点上,吴医人将以更加饱满的热情、更加奋发的精神和更加务实的作风,朝着更高的目标,策马奔驰,放歌前行,努力在苏州城南的百姓心中铸起救死扶伤、呵护健康的"吴医"丰碑。

王　平

2016 年 6 月 16 日

于苏州市吴中人民医院